7つの処方箋で

目がよくなって超健康になる!

日本リバース　院長
今野清志

三笠書房

はじめに

0・01でも劇的回復！視力も心も明るくなる喜びを味わってください

本書のエクササイズは、一般的な「近視」や「老眼」による視力の回復なら、ほぼ100％可能です。

以前、私が雑誌『ゆほびか』の企画で行なった視力回復セミナーでは、20代～80代の参加者の100％、**50人全員の視力がその場で改善**した実績もあり、大反響でした。

視力のほか、**「飛蚊症《ひぶんしょう》」や「ドライアイ」「斜視《しゃし》」、失明の恐れのある「緑内障《りょくないしょう》」「白内障」「黄斑《おうはん》変性」「病院でも原因不明の目の不調」の改善例も多数**あります。

3歳の男の子から99歳のおばあちゃんまで、述べ50000人を超える人たちの目の悩みを改善し、大変に喜ばれてきました。

本書のメソッドは、２０００年以上の歴史がある「中医学（中国の伝統医学）」と、ＷＨＯ（世界保健機関）も認める「ツボ」「経絡《けいらく》療法」の知識を融合させたものです。**子どもでもできる「跳《と》ぶ、さする、押す、たたく」などの簡単な動きをするだけですから、安全なうえに副作用もありません。**

さらには、肩こりや頭痛、不眠、疲労が解消され、自然と体力づくりやダイエットまででき、気持ちが前向きになります。視力回復と同時に人生が明るく変わった人が大勢います。

たった1回でクッキリ驚きの変化が！

先日、30代の男性が、私の治療院、日本リバースに駆《か》け込んできました。

子どものころに1・5あった視力が、急に0・01以下に落ちてしまった……。

パソコン画面を見るのもつらいし、全身の疲れも抜けない。日々の生活すら苦痛になってきたけれど、**どの病院でも治らないといわれた**というのです。

確かに彼は、裸眼《らがん》では、自分の足もとまでの距離さえ、ほとんど見えていませんでした。その彼が、初回の治療を終えた瞬間、叫んだのです。

「あ……！　花ガラが見える!!」

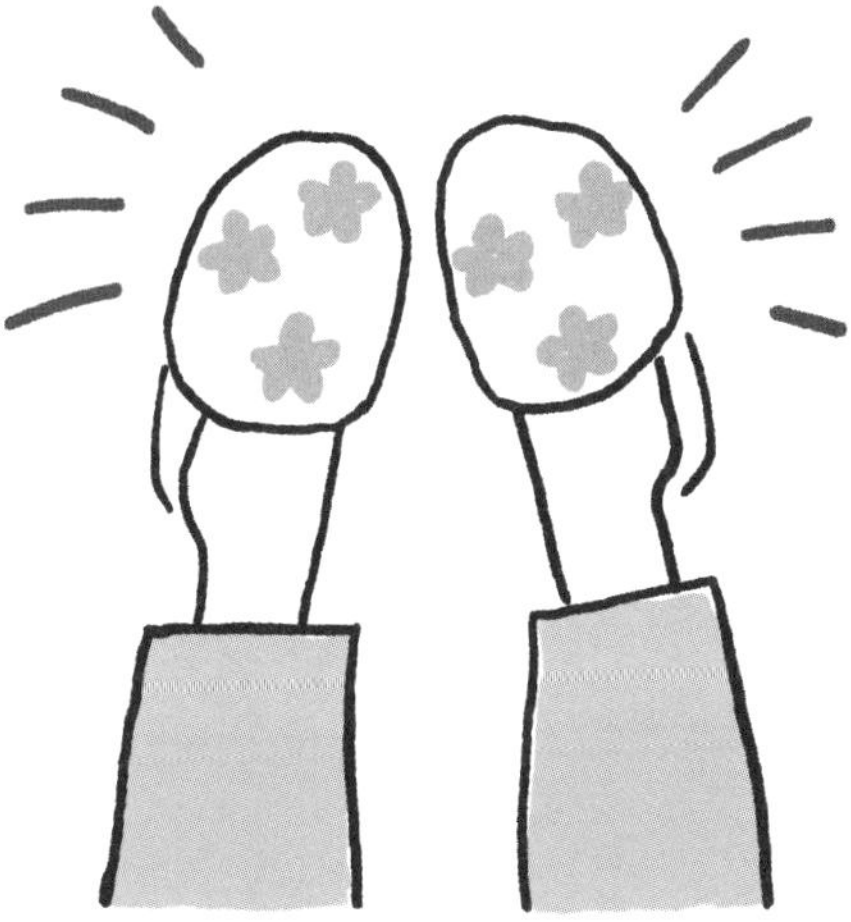

来院したほんの30分前までは、ぼやけて見えていなかったスリッパの模様である花ガラが、見えるというではないですか！

しかも全身の倦怠感《けんたいかん》が消え、生まれ変わったようだと目を輝かせていました。

✦目の自然治癒力を目覚めさせよう

私たちは、転んでヒザをすりむいたとき、傷口を清潔にして自然に傷がふさがるのを待ちますね。骨折したときも、よほどの大ケガでない限り、ギプスで固定して安静にして、自然と骨がくっつくのを待つでしょう。

それなのになぜ、「目」だけは、その自然な回復力を信じないで、すぐにあきらめて、メガネをかけたり手術を受けたりしてしまうのでしょう？

私の視力回復法は、この人間に備わる「自然治癒力」を100％信頼したものです。

そして、その力を目覚めさせるものです。

ですから、何歳であっても、必ずもとの状態に近づくのです。

✦目がよくなると「頭」の働きもグンとよくなる

75歳のある男性は、子どものころから強い近眼で、**「一生に一度でいいから、メガネなしで暮らしたい」**と、私の治療院に通ってくれました。

このとき、彼の目には、近視のほかに老眼も入っていました。

ですが、3カ月間、「今野式㊧視力回復トレーニング」を続けたところ、メガネなしで出歩けるようになったのです。

数十年間悩まされてきた近視も老眼も、まとめて回復し、ご本人いわく、性格まで明るく変わって、記憶力もよくなったようだとのことでした。

人間が物事を理解する際の助けとなる五感とは「視覚・聴覚・臭覚・味覚・触覚」

をいいますが、このうち、目から入る視覚情報が8割を占めるといわれます。

つまり、視力を活性化することは、脳の8割を活性化することにつながります。

目がよくなれば、**集中力がついて、仕事も勉強もはかどる**でしょう。

緻密な作業をしても疲れにくくなり、小さなシミやホコリにも気づけますから、**メイクも掃除も、今よりもっと上手に**できるようになります。

さらには、日常生活もいろいろ楽しめるようになるでしょう。遠くの看板もよく見えるし、みんなの表情もよく見えると好奇心も高まりますから、当然です。

このほか、素早く動く物を見る力である「動体視力」があがって運動神経がよくなることもあります。たとえば野球で速い球が打てるようになります。脳は、ものを見て判断してから体を動かすので、動体視力がよくなれば、体の反応スピードも早くなるというわけです。

何より人生の影響が大きいのは、**気力が増して心がスッキリ軽く**なることでしょう。

「朝起きてから、すぐにメガネを探さなくてよくなった」

「視力が回復して、フライトアテンダントの試験に合格できた」

「出かけて人に会うのが、楽しくてたまらなくなった」

「眼圧が正常値に下がって、失明のストレスが消えてホッとした」

「運動しやすい」

「アイメイクが楽しくなった」


今、私のもとに〝喜びの声〟が続々と寄せられています。

最近は、ほかの眼科医からも教えを請われることがふえています。

次は、あなたがこのパワーを実感する番です。ハッキリ、クッキリ見える目で、明るく充実した人生を楽しまれることを、心から願っております。

もくじ

第1章

常識にとらわれないことが視力回復の第一歩
――遺伝は？　スマホは？　本当の原因は？

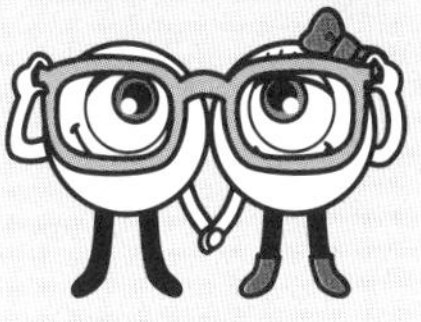

第2章

7つの処方箋で目は必ずよくなる！

――本気の改善には、多方面からのアプローチが必要

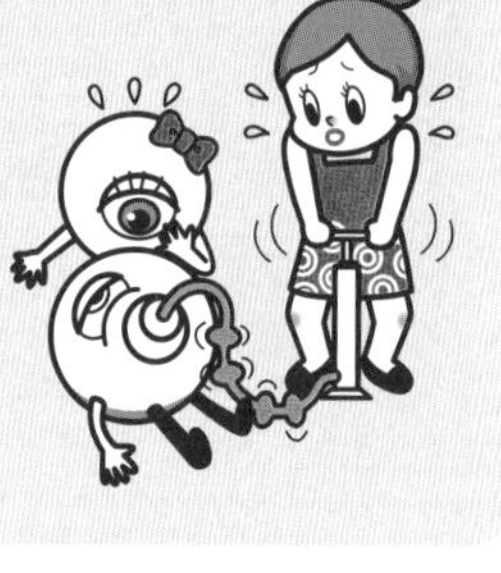

第3章

実践！今野式超視力回復トレーニング

――簡単なのに、全身に驚きの好影響！

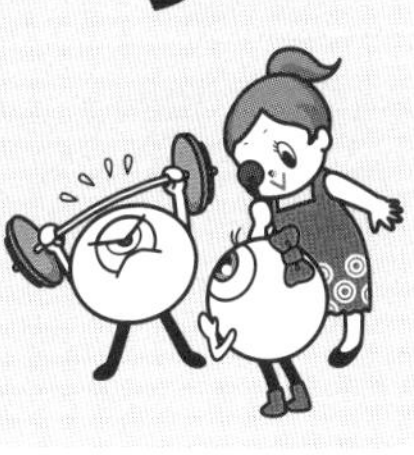

第4章

目の病気をよせつけない新習慣

——頭のいい人は、悪くなる前に予防する

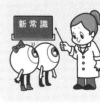

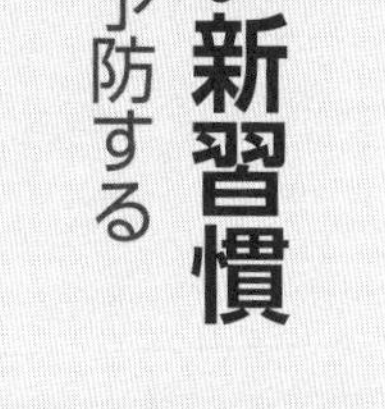

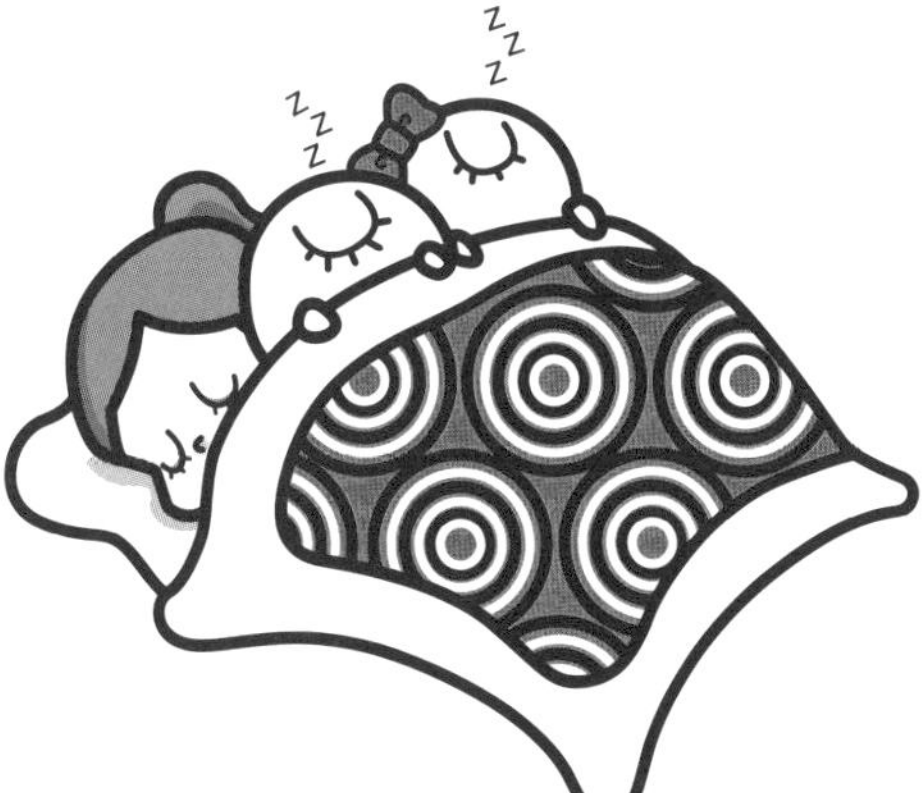

編集協力　天才工場／塩尻朋子
イラスト　落合恵／えのもとおさむ
本文ＤＴＰ　株式会社Ｓｕｎ　Ｆｕｅｒｚａ

体験談 1

息子は0・5↓1・0に！親子ともども視力向上！

山本明子さん
（仮名）40歳
主婦

11歳になる長男は、小学校一年生のときの視力検査では0・9あったはずが、中学受験の勉強で0・5にまで悪化。

メガネが欠かせない生活になり、「マスクをするとレンズが曇る」「運動するときにジャマ。でも、メガネがないとボールが見えない」と、いつもこぼしていました。

そんなわずらわしさから解放してやりたい一心で、〝自宅で簡単にできる視力改善法〟と、雑誌で紹介されていた今野先生のセミナーに申し込んだのです。

一緒に参加した長男は、「タッピング法（120ページ参照）」に非常に興味を持ち、「すごく気持ちいい！」と、何度も自分でやって喜んでいました。

今野先生は、**「できるだけお母さんとお子さんが一緒に、遊び感覚で楽しみながら続けてほしい」**とおっしゃって、子どもの視力に影響する机の照明などについても、教えてくれました（114ページ、155ページ参照）。

学校の授業の合間などにタッピング法をしていた息子は、**0・5だった視力が、3カ月後には1・0まで改善し、メガネが必要なくなっていたのです！**

そして一緒にトレーニングをしていた私まで、0・2から0・4にアップ。

私はまだメガネが必要ですが、悩みだった肩こりが解消し、朝もスッキリ目覚めて明らかに体調がよくなったと実感しています。

大きな変化は体型にも。まめに動くようになったおかげで「スリーサイズはすべて100㎝」という寸胴《ずんどう》体型だった私に、憧れのクビレが出現！　**まず、〝甘い物を食べていたのに〟体重が65㎏→55㎏に減って糖尿病の症状も軽くなりました。そして血糖値も平常時で150㎎／㎗と大幅に改善されたのです。**

まさに今野式は、体の中から、生命力がよみがえる視力回復法だと驚愕しています。

体験談❷

病気のせいで0・1に落ちた視力が0・8に回復！

植村路代さん
（仮名）59歳
主婦

視力の低下は、近視や老眼だけが原因で起こるわけではありません。

世の多くの人は、私のように**病気の合併症による失明**の恐怖に悩まれていることと思います。そんな方々の希望の光になればと思い、つづります。

私は、3年前に糖尿病と診断されたあと、どんどん具合が悪くなり、手足がしびれ、脳梗塞《のうこうそく》を起こして入退院を繰り返していました。普通なら80～120㎎／dℓ程度であるべき血糖値が、400㎎／dℓもあったせいだと思います。

そして体調が悪くなるにつれて、視力も低下。

1・0あったのが、0・1にまで落ちてしまったのです。

「失明してしまうかも……」と、危機感を抱いた私に、夫は、雑誌で見つけた今野先生の治療院をすすめてくれました。幸いにも私は、昔から体を動かすのが大好きで、「今野式㊤視力回復トレーニング」がまったく苦になりませんでした。

そして「朝夕15分ずつでいいからウォーキングをしましょう。そしてまめにペットボトル呼吸法（137ページ参照）をしてください。食事にも気を配ってくださいね（61〜68ページ参照）」と、今野先生に指導していただきました。

その後私は、ヒマさえあれば、すべての「今野式㊤視力回復トレーニング」をしました。そして朝起きたらペットボトル法をするなど、目にいい習慣をとり入れたのです。

すると、1カ月のうちにどんどん見え方が変わっていきました。視野が広がってパッと明るくなり、新聞の文字がよく見えてきたのです。

俄然《がぜん》やる気になった私は、毎日せっせと続けました。

そして**半年後、視力は0・8まで回復**したのです。

体験談❸

高度な手術より効果があった！
お金では買えない健康という財産が手に入る

吉野健司さん
（仮名）38歳
不動産会社勤務

2年ほど前から、ちらほらとゴミのようなものが目の前に飛びかうようになりました。でも痛みもないし、忙しさにかまけて放っておいたのです。するとちらつく浮遊物はみるみるふえていき、1年後には視界が曇るほどになってしまいました。

「これはまずいことになった」と、あわてて医者に駆け込みました。**ところが、眼科医に相談しても「〝飛蚊症《ひぶんしょう》〟は、原因が解明されていないので、経過を観察するしかない」とのこと。**

「このままもっとふえてしまったら、仕事ができなくなる」と焦《あせ》る私に、知り合いがアメリカに飛蚊症のゴミをとり除く手術があると教えてくれました。特殊な技術が必要で、日本では認可されていないこの手術の費用は500万円。かなりの高額でしたが、「よくなるなら……」と、アメリカまで手術を受けにいってきたのです。

手術の直後は視界がとてもクリアになり、「やっとスッキリした！　これで仕事に打ち込める」と明るい気分だったのですが、**なんと1カ月もたたずに、またもや視界に影がではじめました。**

しかも、どんどん増加します。恐ろしくなった私は、インターネットで探し当てた今野先生の治療院に、助けを求めました。

今野先生は、なぜ飛蚊症になったのか、なぜ手術をしてもまた悪くなってしまったのか、改善するには何が必要なのか、詳しく説明してくれました。

そして、毎晩、接待で遅くまで飲んでいる私に、「今の生活を続けていたら、10年後には、酸素ボンベを背負って歩くようになるよ」と、生活を改善すること、そして「今野式㊣視力回復トレーニング」（第3章参照）を指導してくれたのです。

私は、「もう、あとがない」と、真剣に食生活を改善し、日々、真面目にトレーニングをしました。

すると、1カ月もしないで目のショボショボ感が消え、飛蚊症のゴミが減りはじめ、3カ月たつころには手術を受ける前の、半分くらいになったのです。

さらには、飲みにいく回数を減らしたせいもあり、体重が6キロ減り、まわりの人に「若がえったね！」とうらやましがられています。

この件以来、「健康はお金をかければ手に入るものではない」ということが身にしみてわかり、自分の体を大事にするようになりました。

みなさんにも、お金では買えない財産を、ぜひ大切にしてほしいと思います。

第1章

常識にとらわれないことが視力回復の第一歩

——遺伝は？　スマホは？　本当の原因は？

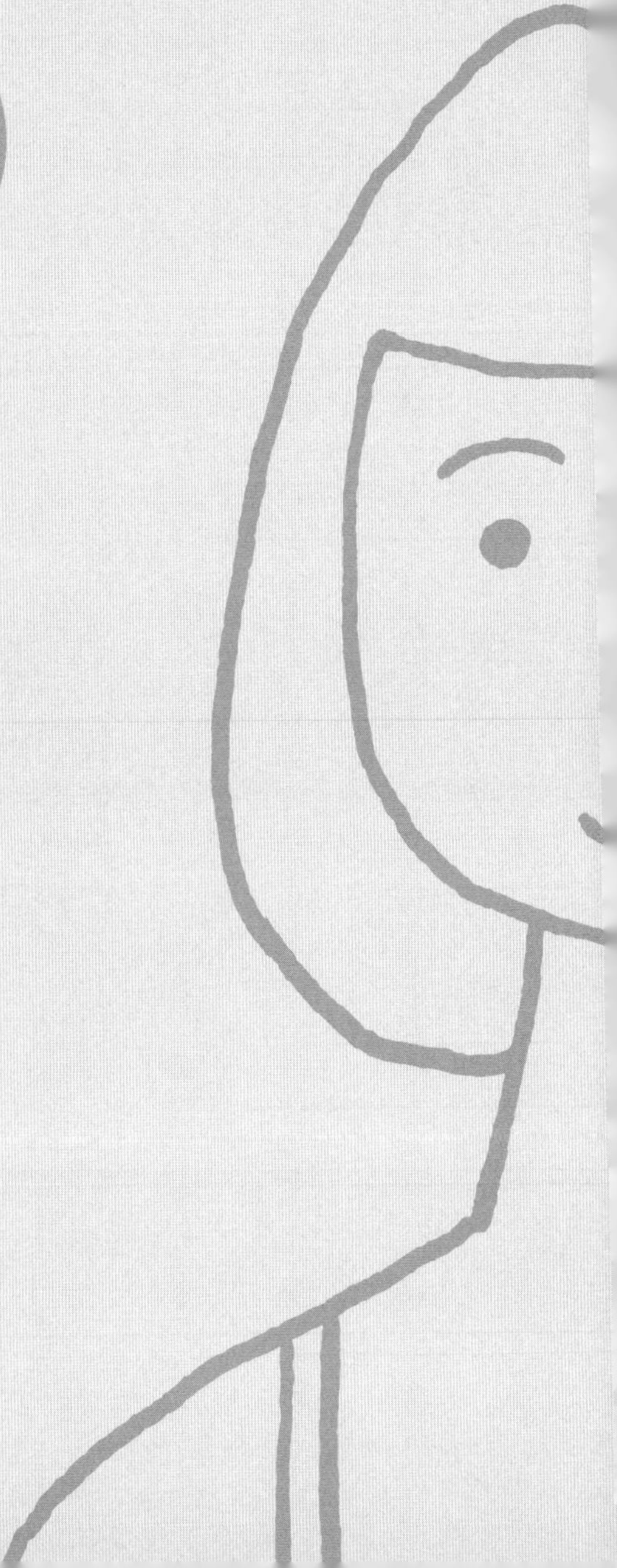

なぜ、こんな異常事態になったのか？ここまでひどい、日本人の近視率

日本人の海外旅行が一般化しはじめた、1980年代以降。日本人観光客は、「みんなメガネをかけて、カメラをぶら下げている」と、欧米のメディアで話題になりました。みなさんも、昔のハリウッド映画に登場する日本人が、必ずといっていいほどメガネをかけているのを見たことがあるでしょう。

でも当時の日本人が、みんな近視だったかというと、そんなことはありません。日本人が、必ず黒ぶちのメガネをかけて映画に登場するのは、その昔、日本人を揶《や》揄《ゆ》して描いたイラストが広まったという説が有力です。

当時は、からかい半分で描かれていた「日本人＝メガネをかけている」というイメージですが、今、まさに現実化してきています。

統計によると、40代以上の日本人の近視率は、4割を超えています。アメリカ人と中国人の22%、49歳以上のオーストラリア人の平均14%に比べると、倍以上の多さです（『眼のサイエンス　視覚の不思議』大野京子著　文光堂より）。

人口に対する「メガネやコンタクトレンズを必要とする割合」は、日本人がダントツに高く、日本人の近視率は、世界ナンバーワンなのです。

近視は遺伝する？　しない？

日本人の近視率は、世界ナンバーワン。

あまり自慢できる話では、ありませんね。

でもそれは、〝近年そうなった〟というだけであり、決して、人種的にもともと目が悪いわけでも、遺伝のせいでも、ありません。

昭和24年には、日本の小学生の裸眼《らがん》視力1・0未満の近視率は、わずか6％でした（文部科学省『教育白書』発表）。

それが、平成18年には28％にふえ、平成25年には30％以上にまでふえたという結果が、「学校保健統計調査」ででています。わずか60数年の間に、5倍以上にふくれあがったのです。

これが、**〝高校生だと、6割以上が近視〟という異常な状況**になっています（平成25年度文部科学省の調査より）。

もしも近視が遺伝するものであるならば、どの世代でも、どの時代でも一定の割合で近視が発生するはずです。

でも実際は、たった60年の間に増加したのですから、やはり〝近視は、環境の変化によるところが大きい〟といえるでしょう。

近視が遺伝によるものでないことは、近代の研究でも明らかになっています。

各国の40代以上の近視率

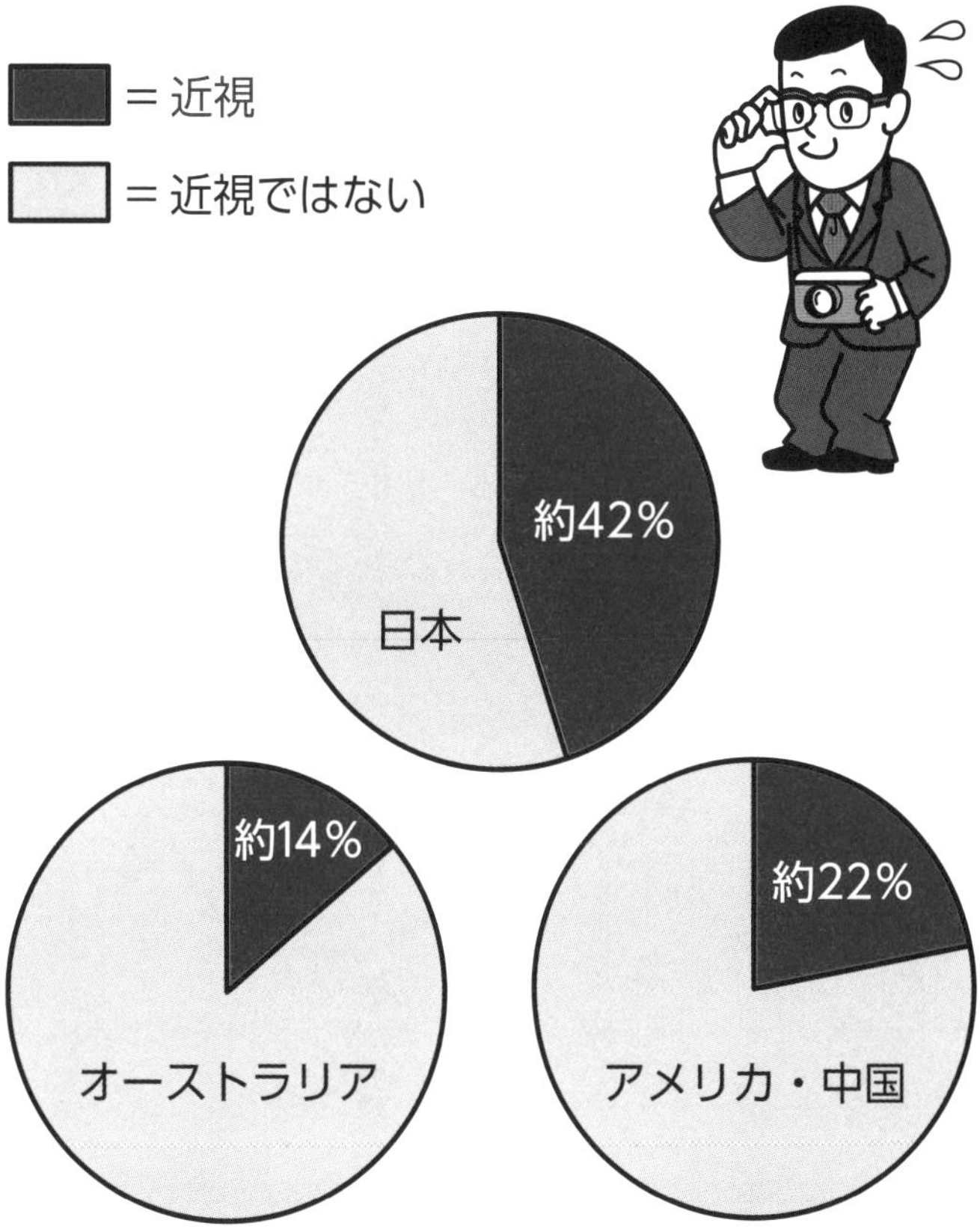

※オーストラリアのみ49歳以上

日本人の近視率は、他の先進国に比べて約２倍以上

アメリカのワシントン大学の教授だったフランシス・A・ヤングは、イヌイットを3世代にわたって調査しました。

すると、たとえ祖父母や両親たちの視力がいい家庭に生まれた子どもであっても、学校に通って読書などで目を酷使《こくし》するようになると、58％もの子どもが、急激に近視になってしまうことが判明したのです。

近視は、生活環境による後天的なものであり、決して、親から遺伝してなるものではないのです。

それなのに、「父も母も目が悪いから遺伝だ」「兄弟がみんな近視だから僕もなる」などと思い込んで、〝目をよみがえらせるチャンス〟を自ら捨てている人が、なんと多いことか……。

もちろん、眼球の形による遺伝性の近視の方もいますが、それは本当に稀《まれ》です。

ハッキリ繰り返します。

9割以上の近視は、「遺伝ではありません」。

裸眼視力1.0未満の者の推移

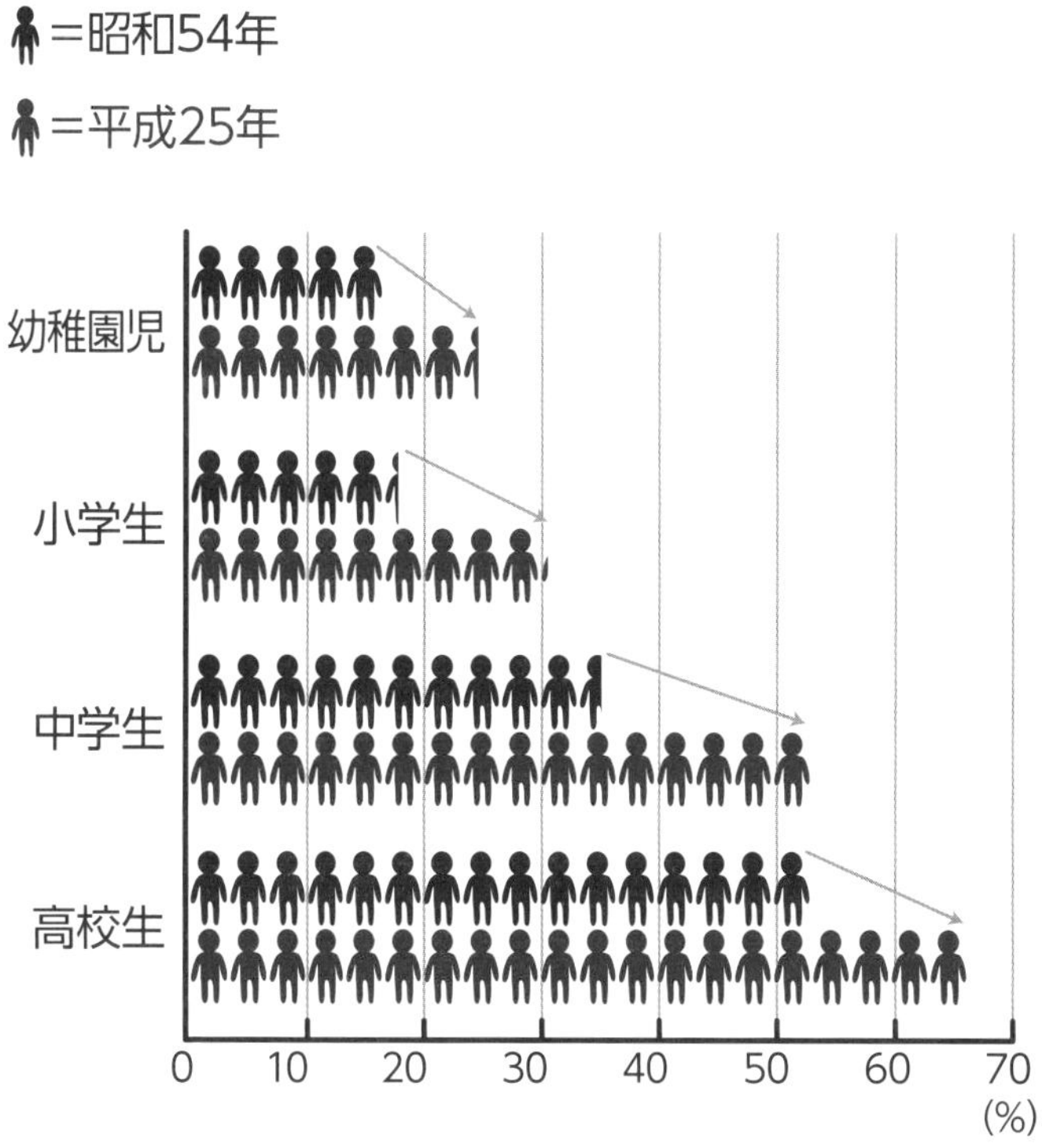

(平成25年度文部科学省の学校保健統計調査より)

どの年代でも近視はふえている

80歳でも目のいい人――老眼は「老化」が原因ではなかった！

「老眼」とは、遠くのものは見えるけれど、近くのものが見づらくなる、目のピントを合わせる機能が衰えた状態のことです。

この「老眼」という名称のせいで、〝年をとれば誰でも自然となるもの〟というイメージが定着してしまっていますが、老眼は、決して目の「老化」ではありません。

もし、老眼が本当に、年をとれば誰でもなるものなら、私は今年68歳になりますから、老眼でなければいけませんよね。ですが実際は、視力1・0を維持しており、老眼の兆しもありません。

私の治療院の50代以上のスタッフたちにも、一人も老眼の人はいません。

老眼は、年齢を重ねると誰でもなる「しかたない症状」ではないのです。

ちなみに、〝近視の人は、老眼になりにくい〟といわれることがありますが、残念ながらそれは間違いです。

これは、近視と相殺されて、発見が遅れるだけ。

近視になっている時点で、すでに目が弱っているということであり、いざ老眼になると、その進行スピードは通常よりも速いので要注意です。

老眼の症状がでると、「とうとう自分も老人の仲間入りだ」とガックリと肩を落として気力を失い、一気に老け込んでしまう人が少なくありません。

新しいことにチャレンジしなくなると脳にも刺激がいかなくなり、極端な話、認知症になるリスクも高まります。

老眼は防げるなら防いだほうが、心の健康のためにもいいのです。

さて、老眼になる原因が、目の老化でなければ、いったい何なのか？

「本当の原因」については、このあとの第2章で見ていきます。

そして「7つの処方箋」にもとづいてしっかり生活習慣を正していけば、目に見えて効果がでやすいのが老眼です。

ぜひ、希望を持ってください！

スマホやブルーライトのせいなのか？

日本では、視力0・1以下の強度の近視や、目の悩みを抱える人の低年齢化が確実に進んでいます。ほんの15年ほど前までは、クラスの中でもメガネやコンタクトレンズをしている子どものほうが、少なかったはずなのに、なぜでしょうか？

日本にはドライアイに悩む人だけで、1000万人以上もの人がいるといいます。飛蚊症など、ほかのトラブルがある人も含めれば、もっとでしょう。

昔は、60代以上の老人がなるものとされていた白内障や緑内障も、40代、50代はもちろん、30代にさえ、ふえてきています。

近年、私たちの目の健康を急激に損ない、目の寿命を縮ませている大きな原因の1つに、長時間にわたる電子機器の使用があります。

パソコンやスマートフォン、ポータブルゲーム機などのディスプレイ画面には、LEDのバックライトが使われており、そこから発せられるブルーライトが、目に強烈な負担をかけているのです。

ブルーライトは、目に見える光（可視光線）の中では、もっとも短い波長の光であり、一番エネルギーが強い光です。一説によると、こうしたディスプレイの光を直視すると光が**目の奥の網膜まで届き、大きな負担をかける**ようです。**天井の明かりで本を読むことの数倍も、目と脳に刺激が強いともいわれています。**

朝から晩まで、画面から発する強烈な光を浴びている現代人は、自分の目をいじめていることになります。

最近は「ブルーライト防止メガネ」もありますが、残念ながらあまり効果がありません。なぜなら、それらはブルーライトをせいぜい3〜4割減らす程度だからです。

100%のカットは、できません。

何より、「防止メガネをしているから平気」と油断して、長時間画面を見続けるようになってしまえば、かえって目に負担をかけます。

使わないよりは使ったほうがいいのですが、目先の対処をするよりも、パソコンやスマートフォンを使う時間を減らすほうが、はるかに効果的です。

このように、決して目にいいとは言えないブルーライトですが、それでもこのブルーライトは、視力悪化の「本当の原因」ではないのです。

では「本当の原因」は何なのでしょうか？

遠くを見ずに、近くばかり見ているせいか？

現代の私たちは、まるで〝窮屈《きゅうくつ》な小さい箱の中〟で暮らすかのように、自分の半径1メートルくらいの範囲にあるものばかり見てすごしています。

四六時中、携帯電話の画面や作業中の手もと、足もとに気をとられています。遠くを見るといっても、せいぜい信号や電車の到着時刻の表示板くらいでしょう。

自然の中で暮らしていたころは、はるかかなたの山脈や空模様を見るのが当たり前でした。

そうやって一日に何度も遠くを見るように眼筋を動かしていたのに、近くのものばかり見て、遠くを見るための目の筋肉を使わない状態が続くと、どうなるか？

筋肉が硬直して、衰えてしまいます。

たとえば、足の骨を折って1週間ギプスをして足を動かさないでいるだけでも、足の筋肉は数十％も落ちて細くなってしまいます。普通に歩けるようになるまで数倍の期間のリハビリが必要になります。それと同じことが目の筋肉にも起こり、普通にピントが合わせられなくなるのです。

では、スマホやパソコン、テレビなどの電子機器をいっさい使うのをやめれば、目のトラブルはすべて解決するのか？　というと、そういうわけでもないのです。

目の悩みを引き起こしている、もっと大きな「本当の原因」が、ほかにあるのです。

いったい、私たちの体で何が起こっているのでしょうか?

なぜ、深刻な目の悩みを抱えることになっているのでしょうか?

その理由を知るためにも、小さな目のトラブルが起きたとき、その背景で私たちの体がどんな状態になっているのかを、ドライアイの例で簡単に説明しましょう。

「ドライアイ」は命の危険を知らせるサイン

最近、特に、オフィスビル勤務の方々の間でふえているのが、「ドライアイ」。

これは単に目が乾いてゴロゴロするだけの病気ではありません。本来、十分にうるおっていなければいけないはずの粘膜が乾いてしまうというのは生命の危機を知らせる重大なサインです。**たんなるお肌のカサつきとは、わけが違うのです。**

本来、人間が快適だと感じて健康を維持しやすい湿度は、平均40～60％です。ですが、常に窓が閉めきられていて、24時間、空調管理のいきとどいている高層ビルの中などの湿度は、だいたい12～16％です。

あなたのオフィスも窓の開かない空調管理の整ったビルなら、せいぜい15％ほどしかないでしょう。

それはまるで、乾燥機の中に投げ込まれ、その中で長時間仕事をしているようなものです。目は、カラカラに乾いてしまいます。

そんな過酷な環境の中、大事な目を守るため、健気《けなげ》に涙をだそうと奮闘し続け、ついに、その力が尽きかけている状態……、これがドライアイです。

なぜこれが、〝命にかかわる、大変な症状〟なのか？

眼球の一番外側にあるのは角膜ですが、角膜は直接空気に触れているわけではありません。涙が角膜を包み込むことで、ゴミやホコリが目に入ることから守っています。

もし涙が出なくなったら、目の中に小さなゴミが入っただけでも飛び上がるほど痛み、とてもじゃないですが目を開けていられなくなります。これがどのくらい重大なことかわかるように、ちょっと歴史を巻き戻してみましょう。

もし仮に、狩猟採集の時代の人間がドライアイになっていたら？

遠くから危険な猛獣がしのびよってくるのにも気づかず、「痛い、痛い」と目をこすっている間にガブリ！　とやられて、命を落としかねません。

そのくらい、まずい状態だということです。

もちろん、現代でも、重症化してパソコン仕事ができなくなり、仕事をやめざるを得ない事態になっている人がチラホラではじめています。まさに生活の危機にさらされています。

さらに重要なのは、涙がでなければ、目には酸素も栄養も届かないことです。

涙は、目を洗浄して守るほかに、「血液」が全身の細胞に栄養を届けるように〝角膜に酸素や栄養を届ける働き〟もしているのです。

涙には、ナトリウムやカリウム、ビタミンA、ビタミンC、そしてブドウ糖などの栄養成分、抗菌作用や免疫成分である、ラクトフェリンやIgA（免疫グロブリンA）、細胞成長因子のEGF（上皮成長因子）などの成分が含まれており、まさに、血液とほぼ同じ成分です。

そして、血液の成分は、海の成分そのものでもあります。

涙をつくる涙腺《るいせん》の機能は、生物が海から陸にあがって進化する過程で海そのものを体内に持ち込んだと考えられています。

ドライアイが起こっているということは、**その人の体内では、6億年もの太古の昔から生命が体内に宿してきた海がまさに枯《か》れかかっている**ということ。命の源である血液に重大な危機が起こって、全身に栄養も酸素もいきわたっていないことを知らせるサインだと思うのです。

ちなみに、〝目薬〟を頻繁《ひんぱん》にさすと、逆にドライアイを悪化させます。

なぜなら、目薬をさすことは、石けんを使って手を洗うようなもので、大切な栄養素や目を保護してくれる成分まで洗い流してしまうからです。

一日に何度も石けんで洗っていたら、手も乾燥してひび割れるでしょう？

目薬をさしてその場をしのぐことも大切ですが、同時に、**「本当の原因」**をとり除き、ちゃんと涙がでるように体の機能を回復させることが大切なのです。

人体のしくみ——1つ弱れば、芋づる式にズルズルすべて弱る

人間の体は、あらゆる器官の、たくみな連係プレーによって機能しています。

たとえば、食べたものを栄養として使うにも、

食べたものを「胃」が消化液を分泌してドロドロに溶かす

↓

胃で溶けた食物が、今度は、「小腸」で吸収される

↓

小腸のまわりに大量の「血液」が集まり、吸収された栄養を全身に運んでいく

このように、いくつもの臓器が仲よく手をとり合って働くシステムの下では、ちょっとくらいどこかの臓器が弱っても、しばらくの間はほかのパーツががんばって余分に働いてフォローしてくれます。

しかし、まわりがフォローしているその状態があまりに長引くと、**やがて芋づる式にその影響が広がっていき、全身が弱ってしまいます。**

たとえば自転車だって、前輪ブレーキが利きづらくなったのに、修理しないでそのまま乗っていたら、後輪ブレーキばかり使うことになりますよね。

そして後輪ブレーキだけで無理に止まることを繰り返していれば、タイヤも偏ってすり減るでしょうし、チューブが弱ってパンクしやすくなるでしょう。

このように壊れた部分を放置していると、やがて全体にガタがきます。

それは、私たちの体だって同じなのです。


目に不調を引き起こす要素は、大きくわけて7つあります。

それを2章で「7つの処方箋」として紹介していきます。

この「7つの処方箋」に、日々、満遍なく気をつけることで、目はだんだんとその機能を回復していきます。


注意してほしいのは、7つのうちの6つに気をつけていても、どれか1つが大きく欠けた状態が長く続けば、先ほど説明したように、やがて目や他の部分に悪影響を及ぼすということ。

思い当たるところがあれば、できるところから、改善していきましょう。

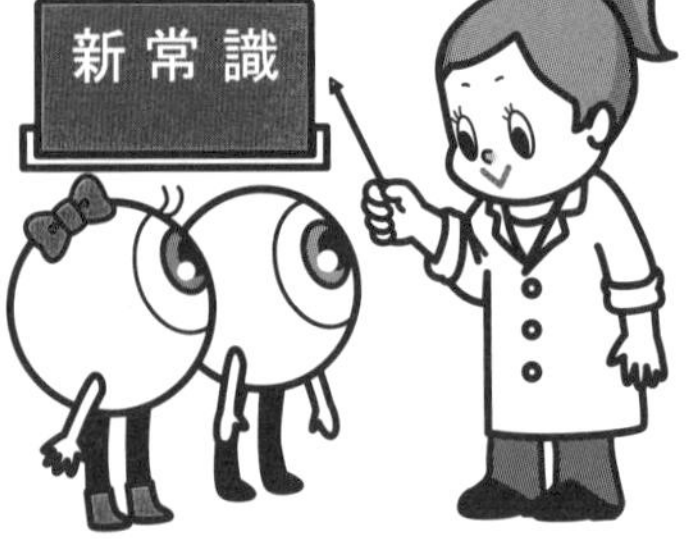

第2章

7つの処方箋で目は必ずよくなる！

——本気の改善には、多方面からのアプローチが必要

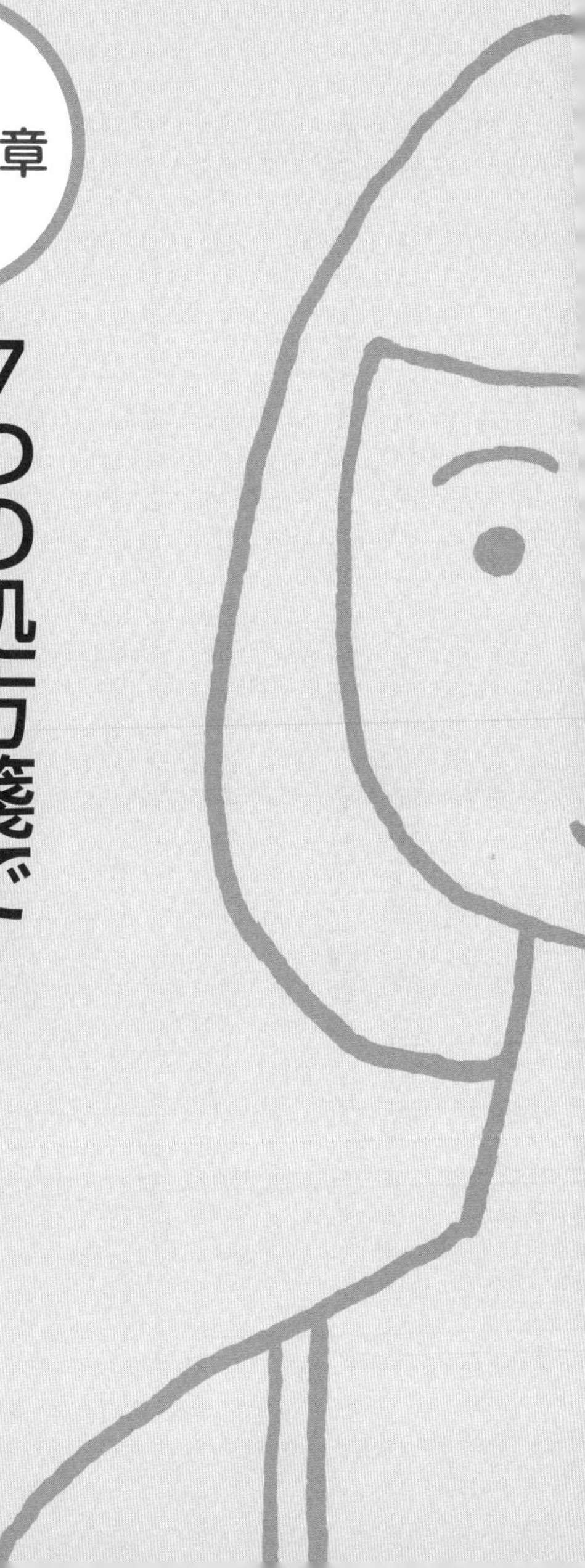

処方箋①

病気は「酸欠」からはじまるものが9割

無意識のうちに酷使されているあなたの目。

目に起こるトラブルの最大の原因は、いったい何なのか？

眼科医は、皆、口をそろえて「原因不明」だとか、「老化」だから仕方ないといってすませます。

しかし、今野式で対処すると、老人でも老眼にはなりません。原因不明といわれていても、治ることすらあります。**自然治癒力をあなどってはいけません。**

目のトラブルを引き起こす最大の原因――それは、「酸素の不足」です。

「酸素」を体にとり入れることは、人間の生命活動の、基本中の基本。

人間はたとえ食事をしなくても、水さえ飲めれば1カ月は生きられるといわれます。けれども、呼吸を止めていられる時間は、世界記録の保持者でも20分程度。普通の人なら、たった1分間でも苦しくて動けなくなり、15分もすれば、心肺機能が停止して死にいたることもあります。

人間の体をつくる約60兆個の細胞は、すべて〝酸素〟をエネルギー源としています。つまり酸素があるから、心拍や血圧などの生命活動を維持できるのです。

まして眼筋は心臓と並び、体の中でも飛び抜けて活動量が多い器官です。1日に10万回も働くためには、かなりの酸素が供給されなければなりません。

ところが、酸素が不足すると体はまず、命にかかわる心臓や脳に優先的に酸素をまわします。その分、目に酸素がいかなくなり、目は酸欠状態に陥ります。

酸素不足になると、一番の働き者である毛様体筋の筋力に影響がでて、「近視」や「老眼」が加速します。

また、視力は変わらなくても、酸素不足で新陳代謝が衰えて水晶体がにごれば「白内障」になり、眼球内に老廃物がたまれば「飛蚊症」になります。酸欠が遠因となって房水《ぼうすい》と呼ばれる目の組織を満たす体液が滞れば、視神経が圧迫されて目が栄養不足になり、視野が欠ける「緑内障」になります。

ひどいドライアイを患っていた女性は、〝睡眠時無呼吸症候群〟だったというケースもありました。寝ている間に何分間も呼吸が止まっていたため、慢性的な酸欠状態になっていたのです。

人によって体の弱い部分が違うので、あらわれる症状が、「近視」「老眼」「遠視」「緑内障」……という具合に変わるだけで、本質は酸欠です。

つきつめれば、どんな目のトラブルであっても、真の原因は「酸素不足」にいきつきます。

もっというと、がんや脳卒中、心臓病、動脈硬化、高血圧、子宮筋腫など、あらゆる病の原因さえも、「酸素の不足による」でしょう。

これは、ノーベル生理学・医学賞を受賞したドイツ人医師オットー・ワールブルク

目のつくり

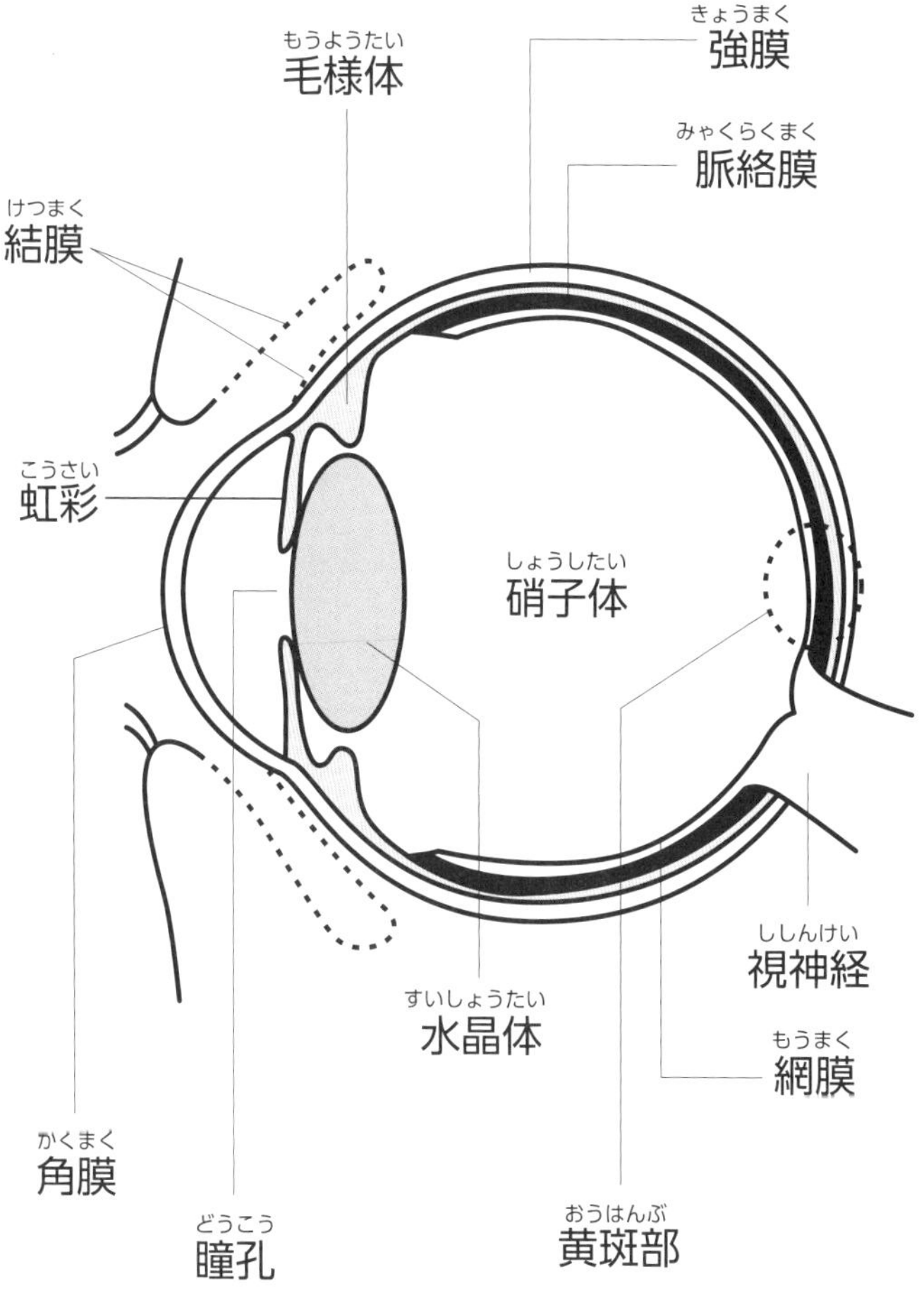
毛様体《もうようたい》
強膜《きょうまく》
脈絡膜《みゃくらくまく》
結膜《けつまく》
虹彩《こうさい》
硝子体《しょうしたい》
視神経《ししんけい》
水晶体《すいしょうたい》
網膜《もうまく》
角膜《かくまく》
瞳孔《どうこう》
黄斑部《おうはんぶ》

博士をはじめ、多くの権威ある日本人医師も指摘しています。

酸素不足という根っこの問題を解決しないで、外側からどんな治療や手術をしたとしても、必ず再発して、もとに戻ってしまいます。

目に送る酸素量をふやすことが、視力回復の最重要ポイントなのです。

「近視」の治しかた、「遠視」の治しかた

多くの人は、「近視」と「遠視」は、まったく逆の症状だと思っています。

近視は、子どもがなりやすく、遠視は老人になるとなるものだと誤解している人もいるでしょう。

しかし、先に述べたように、その根幹にある原因は、すべて同じく「酸素不足」。

そして酸素は、血液に溶け込んで末端の細胞にまで運ばれています。**つきつめると、血流障害が起こっていることが問題ということです。**

私の開発した「今野式㊝視力回復トレーニング」は、この本当の原因である「血中酸素量の不足」にアプローチするものであり、なおかつ、たんに目の周辺の血流をよくするだけではなく、全身の血流を改善していきます。

ですから、近視や遠視、緑内障、白内障であっても、同じく効果があるのです。

方法は、いたってシンプルです。

「酸素を全身にしっかり運べるように、内臓から変えていく。血流から変えていく」、つまり、**「体が元気になろうとする自然治癒力」を最大限に目覚めさせ、体内を整えるというものです。**

このシンプルな方法は、薬のような副作用や手術のようなリスクもなくて安全、かつ、もっとも効果的であると、数万人の治療経験を通して感じています。

けがをした傷口がふさがるのも、風邪を引くと熱がでて体内を殺菌するのも、この「自然治癒力」の働きのおかげです。

いくらカリスマ医師が傷口を縫《ぬ》ってふさいでも、〝細胞同士がくっついてもとに戻るという治癒力〟が働かなければ、傷は永遠にふさがりません。

すべては、この体自身の「治ろうとする力」を高めることがカギなのです。

何でも「加齢」ですませる医者に、だまされてはいけない

欧米において、失明原因の第1位は「加齢黄斑変性症《おうはんへんせいしょう》」です。

日本ではなじみが薄かったのですが、近年、じわじわとふえています。

これはものの形や色、大きさを識別する網膜の中心にある黄斑に異変をきたすことで視力が低下する症状で、進行すると失明の危機に陥ります。

病名に「加齢」とついていますが、これも老眼同様、年齢を重ねたからなるというわけではありません。

それを証拠に、近年は60歳以上の人よりも、30代、40代の働き盛りの男性にふえています。やはり根底には、「酸素不足」があるのです。

加齢黄斑変性症には、大きく分けて2つのタイプがあります。

1つめは「萎縮型《いしゅく》」。酸素不足で視神経が衰え、網膜の視細胞が減っていく症状。

2つめは「滲出型《しんしゅつ》」。酸素が足りなくて栄養不足になった目が、なんとか栄養を得ようとして、網膜に新生血管というもろい血管を生やす症状です。

いずれのタイプも、酸素の欠乏が最大の原因であることに変わりはありません。

これが中年男性にふえている原因として、酸素不足に加えて、**「働きすぎ」「栄養不足（61〜68ページ参照）」**があると私は思っています。仕事熱心なのはいいことですが、仕事をするにも、体が資本です。体はあなたが食べたものでできています。目が見えることを「当たり前」だと思ってはいけません。今すぐ自分でできる「今野式超視力回復トレーニング」で、改善してほしいと切に願っています。

処方箋②

「肝臓」をいたわると目はよくなる

私たちの体は、お互いに助け合ってその働きを維持している――これは、胃腸や心臓といった内臓どうしに限ったことではありません。

中医学では、エネルギーの通り道である〝経絡《けいらく》〟が、五臓（肝臓・心臓・脾臓《ひぞう》・肺臓・腎臓）と体のあらゆる器官（目、鼻、耳など）をつなげていると考えます。

たとえば、耳は「腎臓」、鼻は「肺」、そして、**目は「肝臓」と深くつながっている**としています。

これにのっとると、目にトラブルが起きたら「肝臓」が弱っていると考えられます。

もし、耳が聞こえづらくなったら「腎臓」が疲れていると考えます。

そして、弱った目や耳を治療するとともに、それぞれに関係の深い臓器をも治療するから、すみやかに回復をはかることができるのです。「今野式超視力回復トレーニ

五臓の相克《そうこく》関係

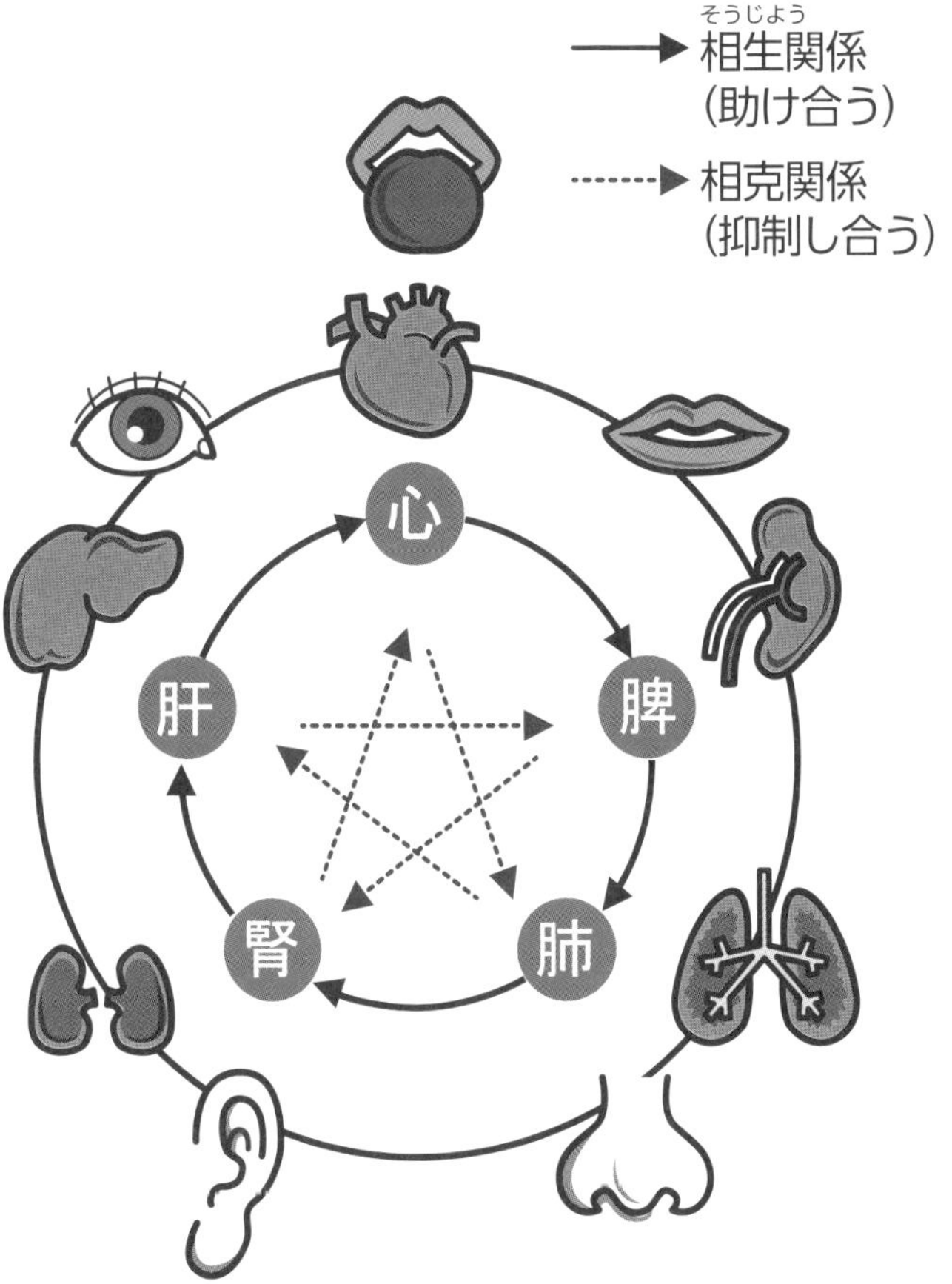

2000年以上の歴史を持ち、その臨床経験をもとにまとめられた中医学では、五臓（肝・心・脾・肺・腎）は、それぞれが連係していると考えられています。

ング」は、一見、「目」とは関係のないところを刺激する体操をすすめているようであっても、ちゃんと深い意味があるのです。

肝臓はすべての臓器の働きをサポートする体の土台

「肝臓」は、腸で吸収された栄養素を分解し、合成し、貯蔵するほか、胆汁の生成や分泌、および解毒や排泄など、生命の維持に必要なあらゆる働きを一手に担っているため、普通に生活しているだけでも負担がかかりやすい臓器です。

また、「肝心」という言葉があるように、**肝臓と心臓は、非常に重要な器官**であり、すべての臓器の働きをサポートする、生命維持活動の根本だとしています。

つまり、肺や胃といったほかの臓器が弱ると、それを助けるため、肝臓が必要以上に働かなければなりません。すると、その肝臓とつながりの深い私たちの「目」も、弱ってトラブルを抱えてしまうというわけです。

これを建造物にたとえていえば、肝臓は建物の土台です。

その上に乗る、柱や壁、屋根が傷んでゆがめば、土台に負担がかかります。土台が弱って傾くと、窓枠などもつられてゆがみます。そして窓やドアが閉まらなくなったりします。でも素人には、窓が閉まらなくなった原因がまさか地中の土台にあるとはわからない、ということです。

目は1日10万回以上も動くから、エネルギー消費量もすごい

私たちは、目のまわりの筋肉（眼筋）を1日に10万回以上も動かしています。ちょっと考えてみてください。ほかに1日に10万回以上も繰り返す体の動きが、あるでしょうか？

風邪を引いて頻繁《ひんぱん》に鼻をかんだとしても、せいぜい数十回。「歩く」にしても、「1日1万歩」を目標にする人はよくいますが、それさえも毎日

達成できている人は、なかなかいないでしょう。

休みなく1日10万回も動く器官は、ほかに心臓くらいしかありません。たえず動いているからこそ、目はとても疲れやすく、ケアしないと問題が生じやすいのです。「目の疲れ」とは、正確にいうと「目のまわりの筋肉の疲れ」です。

しかも目が正常に機能するためには、想像以上に多くのエネルギーを必要とします。

そのエネルギーは、体内にとり込んだ酸素や栄養素からつくられます。

だから「薬」を飲みすぎれば、治りは遅くなる

さて、ここでちょっと、衝撃的な話をしましょう。

イギリスで〝風邪を引いた人たちに、様々な種類の薬を飲ませ、どれが一番よく効くか調べる〟という実験が行なわれました。その結果……

なんと、何の薬も飲まずに、ただおとなしく寝ていたグループが、一番早く治った

のでした。

これこそが、人体に備わる自然治癒力のパワーです。

瞬間的に薬の力を借りることがあってもいいとは思います。ですが必要以上に「薬」を飲み続けていると、解毒を行なう「肝臓」に負担がかかり、結果的に自然治癒力の働きを邪魔してしまいます。

目と「肝臓」は深くつながっているので、不要な薬を大量に飲み続けていると、目の症状の回復も遅くなる。だから私は、薬に頼らない方法を広めることに奮闘しているのです。

処方箋③
目を修復するには、「栄養」が大事

目をよくしようと思ったら、しっかり〝栄養をとる〟ことも大切です。

コンビニエンスストアやスーパーマーケットに食べ物があふれるこの時代、栄養不足になるなんて、理解しがたいかもしれません。

でも実際、視力のトラブルで来院される患者さんの3割は、「栄養障害」が原因で、目の病気になっています。

特に20代、30代の独身男性で「見えづらくなった」という場合、栄養が足りていないことが9割です（参考：私の治療院では平成26年度1〜4月の間の独身男性患者170人中、155人が栄養失調でした）。

彼らの典型的な生活スタイルはこうです。

朝はギリギリの時間に起きて、朝食抜き、または、コンビニでおにぎりや菓子パンを買う。そして昼はラーメンや丼もの、ファストフードなど、簡単に食べられるものばかり。夜は疲れて面倒なので、ビールにつまみだけ……。

これでは空腹は満たされても、ビタミンやミネラル、タンパク質など、体に必要な栄養がまったくといっていいほど摂取できていません。

日々の疲れをとりさり、弱った体を修復して健康に保つためには、「何でもいいか

ら、噛んで飲み込む」だけでは、ダメなのです。

人間に必要な栄養素は50種類ほどあります。そして、その中のタンパク質、脂肪、炭水化物の3大栄養素に、ビタミン、ミネラルを加えた5大栄養素が柱となって、体をつくります。

ですから、米、肉、魚、そして野菜をバランスよく食べないと、本当に「食べている」ことにはなりません。しかも**添加物の多い加工品ばかり食べていると、その毒素を分解する肝臓に負担がかかり、目にも悪影響**を及ぼします。

栄養が足りないと、体は自分を、食べはじめる！

食べ物は、胃腸で消化吸収されたあと、肝臓にいって様々な栄養素に分解され、合成され、全身に送られます。ですから「食べる」ということは、きちんと栄養を肝臓まで届けることにほかなりません。

しかし胃腸が弱っていると、栄養のもととなる材料が肝臓に届く前に、消化不良で下痢《げり》などを起こし、腸で吸収されずに排泄されてしまいます。

こうして栄養が足りなくなると、肝臓はどうするか？


なんと自分の体を溶かして、今、必要な栄養分をつくりはじめます。


つまり、**自分で自分を、食べているのです。**

信じがたいかもしれませんが、いってみれば、ダイエットをして食事量を減らすと体脂肪が減るのも、この自分を溶かして活動に必要なエネルギーをつくりだしていることにほかなりません。脂肪と同様に、骨やほかの臓器を犠牲にして栄養をつくりだすということも起こって当然なのです。

近年は、老化するにつれ、骨がやせ細って密度がスカスカになっていくことがわかっています。頭骨などは、明らかに形が変わったとわかるほど小さくなってしまうのです。だから、顔の皮膚があまって顔にシワが寄るのですね。

これはたんに、大人になったからホルモン量が変化して新しい骨がつくられなくなっただけではなく、血中のカルシウムが慢性的に不足していること、そして骨の材料となるコラーゲンなどの**栄養が不足**しているという面も、原因として大いにあります。

だから体は、なけなしの骨貯金を切りくずすように、自分で自分を食べる……。そんな恐ろしいことにならないよう、きちんと栄養を摂取すること。そしてそれには毎日の食事が大切なこともおわかりいただけるでしょう。

細胞がピチピチ喜んで生まれ変わる食事をしよう

あなたの体は、あなたが〝食べたもの〟で、できています。

健康な眼細胞がつくられるよう、栄養価の高い食事をしてください。

この飽食の時代に、〝栄養不足〟で目が悪くなっている人が多いことは、すでに説明した通りです。

「インスタント食品やファストフードなど、簡単に手に入るものをよく食べる」「朝食抜き」「毎日同じものばかり食べる」「夕食は、お酒とおつまみだけ」「食費を節約するために、具のないペペロンチーノだけ」「エナジードリンクなど、添加物の多い清涼飲料水をよく飲む」「体に必要な微量栄養素がとり除かれた精製食品・加工食品」を多く食べる。

こんな食生活では、頭の働きも悪くなりますし、病気にもなって、結局、高くついてしまいます。

ドライアイがひどかった30代の男性患者さんに、「せめて、野菜を入れたみそ汁だけでもいいから食べなさい」とアドバイスしたところ、前夜につくっておいたものを、朝、温め直して食べるようにしてくれました。

体は、正直です。食べた翌日からすぐにドライアイも改善しはじめ、頭がスッキリとして、仕事に集中できるようになったといいます。

タンパク質、脂肪、炭水化物の3大栄養素のほかに、必ず摂取しなければならない栄養素に、「ビタミン」「ミネラル」があります。

ビタミンは、栄養素の吸収や代謝を助け、ミネラルは消化や分解などの反応を円滑にします。

中でも「目」に大切なビタミンは、ビタミンAとCです。

「ビタミンA」と大きくひとくくりにしていますが、ビタミンAには、2種類の形が存在します。

〝動物性食品に含まれるレチノール〟と、〝緑黄色野菜に多く含まれ、体内に入るとビタミンAに変わるβカロチン〟です。

特に目によい働きをするのがβカロチン。これは目が光を感知するために必要な、ロドプシンという物質の主成分であり、光を調整する機能を助け、ドライアイや白内障にも効果があるといわれています。

ビタミンCは、ストレスからくる目の疲れをとり除き、老化を予防します。

βカロテンは、ニンジン、カボチャ、パプリカ、小松菜などに、そしてビタミンCは、海苔《のり》、みかんなどに多く含まれます。普段の食事に多くとり入れてください。

このほかサプリメントや加工食品には入っていない、肉、魚、野菜など、自然な食品にしか含まれていない〝微量栄養素〟が大事です。

まずは、「ご飯・おかず・みそ汁」の「一汁一菜」からでいいので、はじめましょう。理想は、やはり「一汁三菜」。

野菜の煮物や、漬け物などの発酵食品も添えれば、なおいいでしょう。

そして朝昼晩、3食きちんと食べることです。

処方箋④
とり込んだ酸素や栄養は「血流」が運ぶ

さて、ここまで見てきて、「十分な酸素を全身に送ること」「肝臓を元気にするための栄養」が大切であることが十分おわかりいただけたと思います。酸素が足りていないと、目が悪くなるうえに頭がボーッとする、疲れやすくなる、病気に患りやすくなるなど、全身にあらゆる不都合が起こります。

では、目に酸素をたっぷり供給し、肝臓に十分な栄養を補給するには、どうしたらいいのか？

それには、この2つが重要です。

① 呼吸や消化に深くかかわる「内臓を鍛《きた》える」こと

② 全身の「血流をよくする」こと

これらについて効果的な体操を第3章で解説していきます。

20代の緑内障がふえていることが、暗示すること

「失明したくない！　いったいどうしたらいいの⁉」

せっぱ詰まって、治療院に駆け込んでくる方々が患っているのは、緑内障です。

緑内障は、日本人の中途失明の原因の第1位です。

患者数は年々ふえ続け、２０１３年の治療中の患者数は、推定40万人になります。

でも実際は、その10倍の４００万人以上の潜在患者がいるといわれています。

なぜなら、緑内障は、「自覚症状がほとんどない」から。

自覚していないから受診している人が少ないだけです。

知らず知らずのうちに視野が少しずつ欠けていき、気づいたときには、もう手遅れで失明に近い状態になっている……。そんな恐ろしい病気が、緑内障です。

緑内障は、「眼圧」という眼球の形を維持している圧力が異常にあがって視神経を圧迫し、そのせいで神経の通りが悪くなって視野が欠ける病気だと、これまでいわれてきました。

ところが最近は、眼圧が正常範囲（10〜21㎜Hg）内であってもなる、という事態が発生しています。

この〝血流障害〟を原因として視神経が細く衰えて見えなくなっていく、「正常眼圧緑内障」がどんどんふえ、いまや緑内障のおよそ7割を占めるようになりました。

また、注目すべきは、近年、30代、40代の若い世代でふえていることです。20代もめずらしくありません。

この現象が意味しているところは、やはりすべては、〝血流〟だということです。眼圧が高くなってしまうのも、その根底には、血流障害、つまりは、〝酸素不足〟が潜《ひそ》んでいます。

これは、逆にいえば、対処することが可能なのです。

検査で眼圧が高くなっていると指摘されていても、本書でご紹介するトレーニングを行なった方々は、ほぼ全員が正常範囲内に回復しています（参考：平成25年度実績、181人中、眼圧の高い人160人が正常値内に改善。残り21人は医師の方針により、手術や薬物治療がやめられなかった人です）。

緑内障は決して不治の病ではありません。絶対にあきらめないでください。

処方箋⑤ 「自律神経」が弱っていると、不調に気づくのが遅くなる

人間の体は、どこかに負担がかかると、脳が必ず危険信号を発します。視力が低下する前には、目が疲れやすくなったり、ショボショボしたりするはずです。緑内障が進行しているのなら、視野が欠ける前に目がかすんだり、目の奥が痛んだりするはずです。

でも、自律神経のバランスが崩れると、そうした体のサインに気づきにくくなってしまうことがあります。

なぜなら、自律神経とは、血液の流れや胃腸の消化活動など、無意識のうちに体を維持する働きをコントロールするものだからです。それが乱れてしまうと、体全体の機能が衰えてしまい、脳のだすサインに鈍感になり、**不調を「まずい!」と思う感覚がにぶくなってしまう**のです。

視野が欠けるまでほうっておいたり、視力が悪くなりすぎて将来が心配になってからやっと来院したりする患者さんがあまりにも多いのが、私は残念でなりません。もっと早く気づいていれば、そこまで悪化せずにすんだという方が、大勢います。

自律神経は、目や健康に大きな影響を及ぼすものであることを知って、バランスを崩していないか、常に気を配ってほしいと願っています。

とはいえ、自律神経が乱れることであらわれる症状も、頭痛、めまい、動悸《どうき》、食欲不振など、人によって様々であり、また、病院でも、自律神経に関する明確な基準値があるわけではないので、なおさら一般の方には判断が難しく、やっかいです。

自律神経が乱れていることを自分で確認できる参考項目を、78ページに設けました。ぜひチェックしてみてください。

木は「根」が腐ったら、枯れてしまう。人間にとって根に相当するのは胃腸

木の〝根〟は、木にとって、生命力の源です。

木は、太い幹をささえて青々とした葉を茂らせ、美しい花を咲かせるために、大地に深く根をはりめぐらせ、水や養分をとり込んでいます。

人間の体でいうと、この木の〝根っこ〟に当たるのが〝胃腸〟であり、中医学ではもっとも大切な臓器だとしています。

なぜ「胃腸」がもっとも大切な臓器なのかというと、私たちの血や骨や筋肉、体のすべては、胃腸が吸収した栄養素でつくられているからです。

胃腸が食べ物を消化・吸収しなければ、人間は生きられません。

胃腸が弱れば、消化もままならず、栄養も吸収されないまま排泄されてしまい、目

と深くつながる「肝臓」にも必要な栄養が供給されなくなります。

〝目のトラブルに胃腸が関係している〟というと、皆さん驚きます。

でも、**「そういえば、胃を壊してから視力が落ちた」**という患者さんは多いのです。

胃腸が健康になって、きちんと栄養を呼吸できるようになれば、目のトラブルの改善につながります。

一般に人間の内臓は、外側からさわることができず、また、内臓の働きは自律神経に左右されているため、自分ではコントロールできないと思われています。

ところが**実際は、お腹をマッサージしたり、ジャンプをして揺らしたりして体の外側から刺激することで、活性化させる**ことはできます。

そして外からの刺激で活性化しやすい内臓の代表が、「胃腸」です。

人間の大人の腸の面積は、広げるとテニスコート1面分はあるといわれており、胃と腸を合わせると、内臓の中でもっとも大きな部分を占めています。

この胃腸の働きを活発にすれば、逆に自律神経にも影響を及ぼし、自律神経を活性化させることができるのです。自律神経の状態がよくなれば、血流も改善されますから、目に酸素がしっかり届きます。

ストレスは、自律神経と胃腸を直撃する

「どうも食欲がなくて、胃がキリキリする」
「緊張すると、お腹がゴロゴロして、トイレが近くなる」
強いストレスを受けると、数ある臓器の中でも、真っ先に「胃」や「腸」の調子が悪くなるものです。なぜでしょうか?

それは、心配ごとがあると、自律神経が乱れるからです。

そして、自律神経の影響をもっとも大きく受けている器官である胃腸が、最初にダ

メージを受けてしまうからです。

ある消防士さんが「最近どんどん視力が落ちてきて、仕事にも影響する」と、わざわざ北海道から私のもとに来院されたことがあります。

消防士の仕事は、常に危険と隣り合わせの命がけの仕事です。夜中に仮眠をとっている間もいつ呼びだしがかかるかわからないため、ストレスがたまります。

触診したところ、胃腸がガチガチにかたくなっていました。

私はまず、おへそのまわりをマッサージして、かたくなった胃腸をもみほぐしました。これで、**こわばった内臓機能をよみがえらせることができる**からです。

そして、内臓を鍛えるエクササイズや、ちょっとしたスキマ時間に、副交感神経を活性化させる、深呼吸をするよう指導したのです。

すると1カ月後には、自律神経のバランスが整ってきて、集中するときは集中し、休むときはしっかりリラックスできるようになりました。**内臓の調子が改善するにつれて視力の急激な悪化も止まり**、徐々に回復に向かっていったのです。

あなたは大丈夫？自律神経の乱れがわかる3つのヒント

次の自覚症状があれば、自律神経はかなりバランスを崩しているといえます。

①パソコンを何時間でも使い続けられる。

パソコンは、強い光を画面から放射しており、紙の書類の何百万倍もの負担を目にかけます。普通、30分も画面を見ていれば、かなりの目の疲れを感じるはずです。それを何時間も休憩なしで見続けていられるというのは、自律神経がかなりマヒしている証拠です。

②感情の起伏がなくなってきた。

「最近、楽しいことがない」というのが口ぐせになっていませんか？

映画やテレビなどを観ても、泣いたり笑ったりすることが減っていませんか？
もしそうであれば、かなり症状が進んでいます。

③ぶつけた覚えがないのに、アザができていることが多い。

自律神経のバランスが崩れすぎると、痛みを感じなくなります。
本人は「痛くないから、別に平気」くらいに思っているかもしれませんが、体は悲鳴をあげる寸前です。症状が進むと火傷をしても気づかないこともあり、そうなると末期的といってもいいでしょう。

先にあげた3つの症状に心当たりがある人、または仕事でパソコンを1日中使用している人は、病気の症状がでていなくても、意識して自分の体、そして目をケアしてあげることが大切です。

自律神経のバランスは、ある日突然狂うのではなく、毎日少しずつ崩れていきます。
それはまるで雨どいからポタポタ落ちる水が、何年もかけて石やコンクリートに穴を開けてしまうようなもの。

大したことないと思っていても、気づいたときにはとり返しがつかないほど、深刻な状況になっていますから、気にかけてください。

〝薬〟で治すと5〜6年かかる。今野式ならもっと早い！

私の治療院に13年間、横になって寝られていないという女性が、友人にささえられるようにしてやってきました。なぜかというと、動くと激しいめまいに襲われて、寝返りがうてないから。いつも上半身を壁によりかからせて寝ていたそうです。

彼女は熟睡できないために疲れきり、仕事ができなくなる恐怖に襲われ、病院をあちこちまわりました。自律神経の失調に処方される睡眠薬や安定剤を13年間飲み続けても、まったく改善しなかったそうです。

そこで心配した友人につれられて、私の治療院にやってきたのです。

最初にその女性を見たときに「自律神経がかなり乱れているな」と思い、いろいろ質問をしてみたら、外資系の弁護士事務所に勤務されているとのことでした。

毎晩、かなり遅くまでハードワークをし、時には海外の時差に合わせて昼夜逆転勤務をすることも多かったところに対人ストレスや事務所の引っ越しが重なり、自律神経が乱れに乱れてしまったのでした。

そこで自律神経について詳しく説明し、少しずつ体を動かし、内臓を鍛えるよう指導しました。**すると、13年間、薬を飲み続けても治らなかっためまいが、わずか半年で治まり、1年たつころには、すっかり元気をとり戻されたのです。**

意識しなくても、私たちの心臓が動き、胃が食べ物を消化し、体温の調節ができるのは、自律神経のおかげです。

自律神経は、「生命維持装置」だといっていいでしょう。そんなに大事なものなのに、日本の現代医療では自律神経の治療法は確立されておらず、症状を緩和する薬を処方するのがせいぜいです。

また自律神経は、気づかない間に少しずつ乱れていって、大きな症状がでるまでにかかった時間と同じだけの時間を治療にかけないと治らないといわれます。

薬だけで治そうと思ったら、最低でも5～6年はかかるといわれています。

自律神経は、人間の活動に合わせて、その場に応じた最善の指令をだします。たとえば急に寒いところにいったら、血管を収縮させて体温の蒸発を防ぐという具合です。薬の成分で気持ちを安定させてることはできても、こうした臨機応変な機能にまでは作用しません。だから、薬による治療には限界があるのです。

やはり、自分の内なる回復力を目覚めさせるのが一番でしょう。

長生きしたけりゃ、内臓に汗をかかせなさい！

人間は「動物」の一種です。

「動く物」である限り、動いていないと正常に体の機能が保てないようにつくられて

います。大げさにいうと、**じっとして動かないということは「死に向かう」ことを意味します。**

私はいつも冗談で「お姑《しゅうとめ》さんに早くいなくなってほしかったら、何でもやってあげなさい」といっています。

あげ膳据《す》え膳、布団のあげおろしまでやってあげて、じっと座っていてもらうだけ。動くチャンスがなくなれば、体は急速に衰えるからです。

冗談はさておき、それくらい、動くことは内臓や自律神経の調子を整えるのに重要なのです。

様々な動きの中でも、体の内部まで上下に揺らす動きが入るものなら、何でも、内臓を鍛える効果があります。

ウォーキングやストレッチなどのゆるやかな運動は、内臓を揺らすほどの刺激がなく、内臓を鍛えるにはもの足りません。

逆に、バスケットボールやバレーボールなど上下の動きの激しいものは、内臓を揺らすにはうってつけです。**可能なら毎日内臓を揺らして、内臓に汗をかかせたいものです。そうすると、普通なら、もとに戻すのに5〜6年かかるといわれる自律神経の乱れの改善スピードもアップします。**

しかし、こうしたスポーツは、仲間を集めてコートを予約したり、着替えたり、時間をつくったりしなくてはならず、毎日続けるのがしんどいですね。

そこで、「時間がない」「そもそも運動の習慣がない」「自分一人でできるものがいい」という人に、私がおすすめしているエクササイズが、**「ジャンプ」**です。

縄跳びもいいですが、ジャンプなら縄も必要ありません。天気が悪くても家の中でできますし、わざわざ着替えなくてもいいので、挫折する心配もなしです。

ほかの一般的な、遠くや近くを交互に見る視力回復法は、目の周辺の毛様体筋の血流は改善しますが、内臓を動かすジャンプであれば、もっとダイナミックで根本的な解決になります。

ジャンプで、目も「第2の心臓」もよみがえる!

ジャンプの高さは、床から数センチ浮く程度で十分です。

これなら、音や振動がご近所に響く心配もありません。

ジャンプは簡単な動きに見えますが、実は自分の体重の6倍もの負荷がかかるので、ごく短時間でかなりの運動効果が得られます。

1度に50~100回、朝・昼・晩などにわけて飛んで、1日のトータルで500回を目標にするといいでしょう。内臓が汗をかくのに、十分です。

「ええ~っ、そんなに⁉」と思うかもしれません。でも、やってみると1度に50回なんてあっという間。最初から100回連続でできる人も少なくありません。

またジャンプは、「第2の心臓」であるふくらはぎや足裏を刺激するので、循環機

能や心肺機能も高まります。

骨や筋肉自体も鍛えて強くしてくれます。

つまり、酸素を全身のすみずみまで、力強く送り届けられるようになるのです。

ただし、膝《ひざ》が悪い方は、ジャンプはしないでください。

無理のないスクワットでも十分な効果が得られます。スクワットの場合は一日100回を目標にします。

ジャンプ以外では、ハイキングや山登りなど、アップダウンがある場所を歩く運動も、胃腸を動かしますから効果的です。

私は東京の都心から一番近い山、高尾山によくハイキングにいきます。

都内の小学生が遠足で登る低めの山ですが、バカにできません。沢に沿ってごつごつした岩場を登っていくコースや、散歩に最適ななだらかな参道コースなどいろいろあるので、その日の体調によって選べ、重宝しています。

趣味があれば、ストレスが減って自律神経も整う

ストレスは胃腸を硬化させて血流を悪くするうえ、自律神経のバランスを乱します。目に、もろに悪影響を及ぼします。

とはいえ、日々暮らしていればストレスはあって当たり前。完全になくすことはできませんから、受けたストレスを**「いかに解消するか」が、重要なポイント**になってきます。

ストレスの解消に役立つのが、趣味に打ち込む時間です。

ほんのひとときでも、何かに没頭してストレスの原因を頭の中からすっかり追いだすことが、気分転換となり、それがあなたの目を救います。

もし、夢中になれる趣味がないのなら、ちょっとした空き時間にできる楽しいこと、気持ちいいと感じることを見つけましょう。

たとえば、料理やガーデニング、女性ならネイルアートもいいでしょう。カラオケ、ジョギングなど、体を使うものも非常に効果的です。

また、涙を流すと緊張や不安などのネガティブな気分が解消されることが実験で明らかになっています。映画などを観ながら思いっきり号泣するのもいいでしょう。

ストレス解消に、タバコやお酒は？

タバコやお酒は、一見、ストレス解消に役立ちそうですが、**実はこの2つは、別のストレスをつくりだすうえ、体をストレスに弱くする**ので、目にはとても悪いのです。

タバコは、「ニコチン依存症」を引き起こし、脳がニコチンの補給なしには正常に働かないようにしてしまいます。吸ってから1時間もすると、脳が「またニコチンをくれ！」と訴えてきて、タバコを吸うまで、イライラするストレスと戦わなければならなくなります。

また、ニコチンは交感神経を刺激して、全身の血流を悪化させますし、タバコの煙には、多くの発がん性物質が含まれています。

ですから私は、タバコは「百害あって一利なし」と考えます。

お酒は、1〜2杯なら血行がよくなりますが、それ以上飲めば、逆に、ストレスに対抗するホルモンを分泌する器官を狂わせ、ストレスに弱い体をつくります。

1杯でやめられればいいですが、そうはいかないことが多いもの。

飲みすぎれば、アルコールを分解するために、目と関係が深い肝臓に負担がかかります。これが、目の疲労回復のスピードを遅らせてしまいます。

また、お酒を飲むと睡眠のリズムがくずれるため、疲労が回復せず、メンタルの状態も悪くなります。

〝寝酒〟は、逆に眠れなくなり、ストレスや疲れを体に残すよくない習慣です。

それでもお酒やタバコを楽しみたいなら、翌日は、普段の3倍の有酸素運動をして代謝を促し、毒素をすみやかに排泄するようにしてください。

ちなみに、タバコを1本吸うと、レモン1個分以上のビタミンC、25㎎が破壊されます。

アルコールの代謝には、特にナイアシンとビタミンB_1が多く消費されます。

タバコを嗜《たしな》む人は、ビタミンCを多く含む**ジャガイモ、ブロッコリー、キウイ**などを、お酒好きな人は、ビタミンB_1を多く含む**ニラ、ネギ、ブタヒレ肉、**そしてナイアシンを多く含む、**たらこ、いわし、干し椎茸**などを意識的に食べましょう。

幸せ気分の仕上げは、これで完璧！

「笑い」は、目には非常にいい効果を発揮します。

笑うと副交感神経が活性化され、ストレスが解消され、自律神経のバランスが整います。

お腹の横隔膜が鍛えられますから、肺の強化につながり、酸素をとり入れる力がアップします。また、心臓が活性化されるので、血液中の酸素をふやします。

さらに、笑うと脳は、幸せホルモンであるドーパミンやβエンドルフィンを分泌し、機嫌よく活動するようになります。また、NK細胞（ナチュラルキラー細胞）という免疫細胞も活性化させて、がんの予防と治療にもなります。

顔の表情筋は脳とつながっていて、顔筋と脳、双方が影響を与え合います。

〝脳が笑顔をつくれと指令をだす〟のとは逆に、**〝笑顔をつくることで脳に「楽しめ」という信号を送る〟というルートもある**のです。

口角をちょっとあげるだけで、脳は笑っていると錯覚し、面白くて笑ったときと同じ〝健康効果〟が得られます。

現代では、じっと座ってテレビを観る、うつむいてスマートフォンをいじっているなど、直接、人と話す機会が減り、気づかないうちに無表情になりがちですね。

同僚やお店の店員さんに、「今日はお天気がいいですね」と、ニッコリ話しかけて目と全身を活性化させましょう。相手も健康にしてあげることができます。

人に会わない日は、落語や漫才、コメディー番組などを観て、思いっきり笑うのもいいでしょう。

処方箋⑥
人間は「脳」でも見ている

胃腸のほかにも、活性化させると、視力がアップする臓器があります。

それは「脳」です。

実は、「ものを見る」というのは、「目」と「脳」が共同でしている作業です。

ものを見るしくみについて、簡単に説明しましょう。

目でとらえた像は、まず、網膜に映しだされます。

そして網膜で電気信号に変換されると、視神経を通じて脳に送られます。

その後、大脳皮質にある視覚野という部分で、その**電気信号を脳が映像化して理解**

ものを見るしくみ

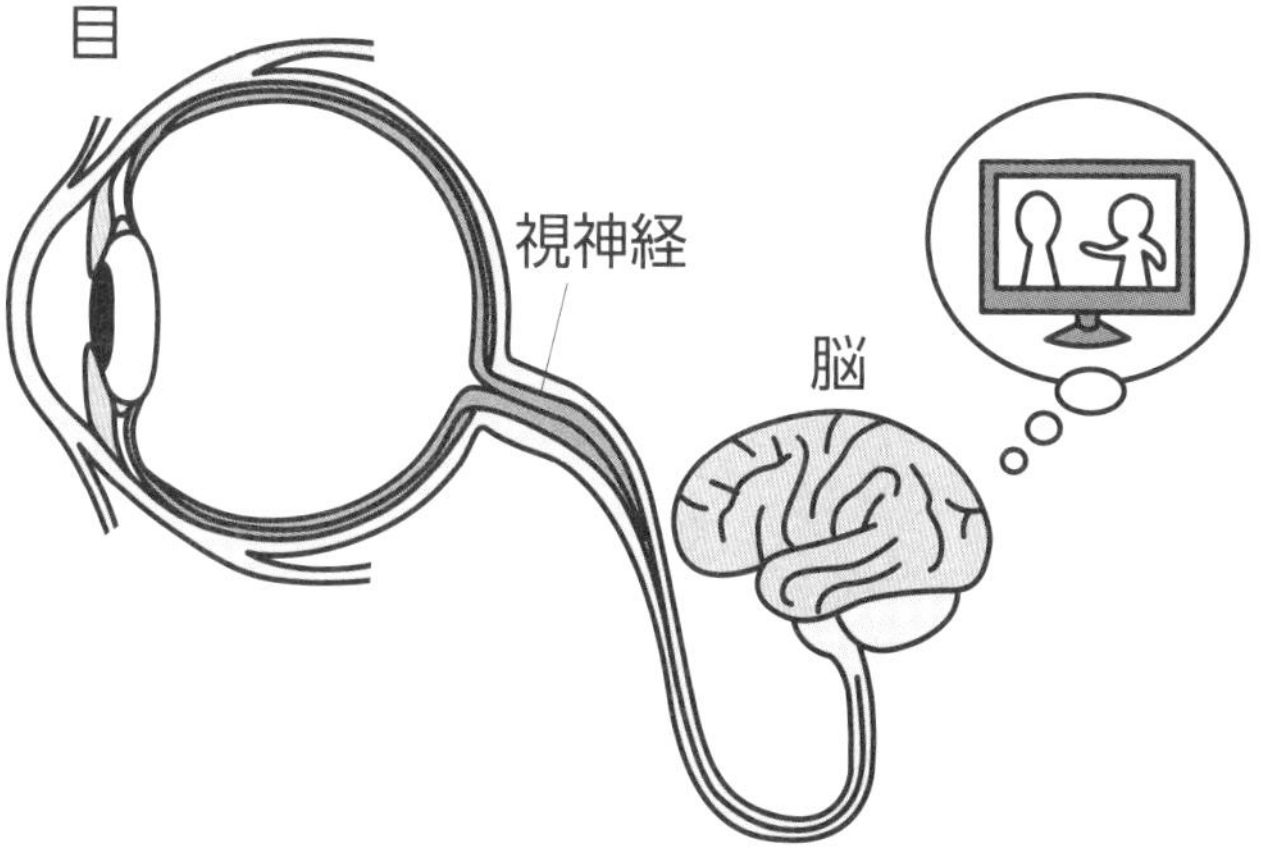
目
視神経
脳

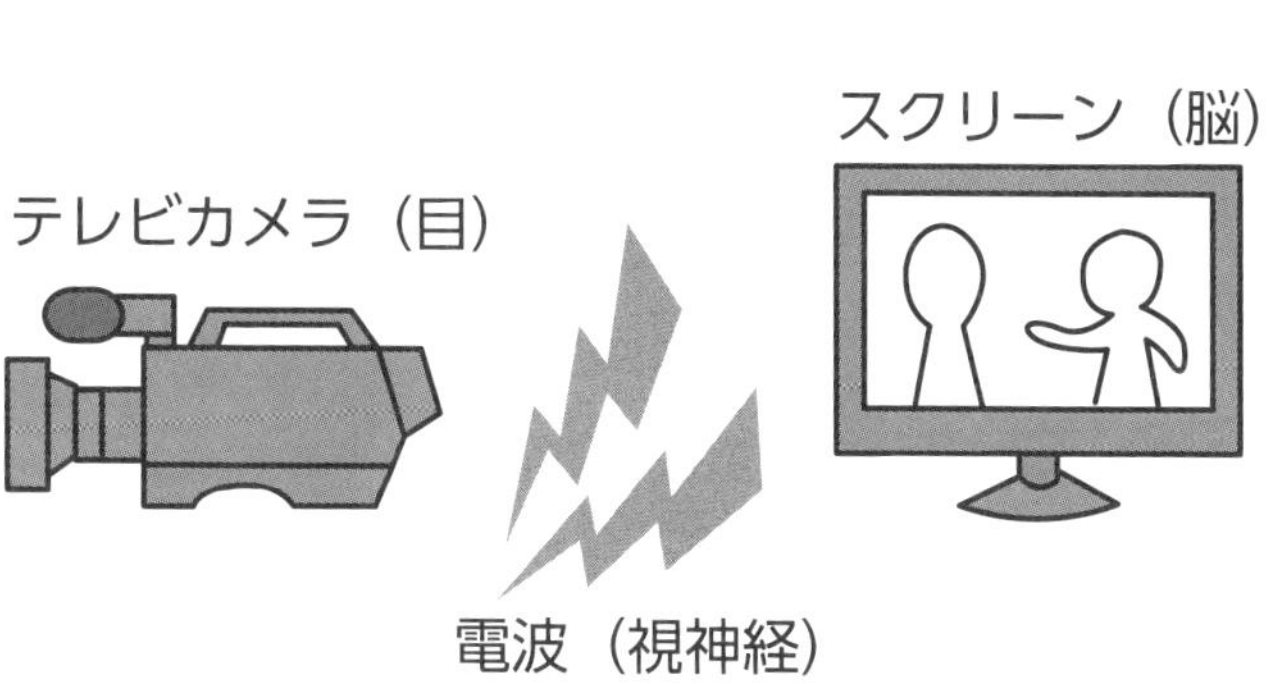
スクリーン（脳）
テレビカメラ（目）
電波（視神経）

して、はじめて「見える」となるのです。

わかりやすく、テレビにたとえてみましょう。ものをとらえる「テレビカメラが目」、とらえた映像を送る「電波が視神経」、「スクリーン（画面）が脳」です。スクリーン（画面）に映しだされてはじめて、ちゃんとした姿で見えるようになる、と考えてもらうといいでしょう。

いくら目から正しい映像と電波をとり入れていても、脳が映像をきちんと再現しないと、見えていないも同然になります。

たとえば、ボーッと考え事をしながら歩いていたら、目の前を通った知り合いに気づかなかったとか、探していたものが目の前にあるのに、なかなか見つけられなかった。これは、まさに、脳が見ていない状態です。

脳が認知しないと、網膜や視神経が正常に働いていても見えないのです。

目と脳は、密接にかかわり合っています。

ですから、脳に送られる血流をたっぷりふやし、しっかり酸素を供給すれば、目も脳も同時に機能が高まり、視力の改善スピードがグンとアップしていきます。

「見える！」という感覚を脳が思い出すことも、視力回復のカギ

「脳の見る力」をアップさせるには、酸素をたっぷりとり込むことに加え、**「見える、必ず見えるようになる！」**と、脳が確信することも重要です。

これまでの人生でも、「できる！」と思ったらできて、「ダメだろうな……」と思ったら、やっぱりできなかったという経験が1つや2つ、あるはずです。

たとえば自転車に乗ること。はじめてチャレンジしたときは、うまく乗りこなせなかったでしょう。

でも、まわりの友達や大人はみんな、スイスイ乗れている。誰もができて当たり前なのだから、「自分も乗れて当然」と思います。すると、練習するうちに必ず乗れるようになるものです。

しかし逆に、あなたは人前で話すのが好きで、自分ではうまく話しているつもりだったのに、先生から「あまりうまくないね」といわれたとしましょう。

そこで、「そうか、自分は人前で話すのがヘタなんだ」と信じてしまうと、「どうせ下手だし」とあきらめてしまい、本当にどんどん話し下手になっていきます。

ものを見るのも同じことで、脳が「どうせ見えない」とあきらめてしまうと、いくら目の機能が改善しても、視力はなかなかあがりません。

近年、視力が低下する人がふえている根本原因には、もちろん酸素不足がありますが、「パソコンを使うから仕方ない」「視力はいったん悪くなったら、よくなることはない」といった、ネガティブな思い込みがあることも、大きく作用しています。

そう思い込んでしまうと脳は、「そうか、よくならなくても、しょうがないんだ」とあきらめて、働こうとしなくなってしまいます。

視力を改善したいなら、「目はよくなる!」と、脳にいい聞かせ、あなたもそれを信じなければなりません。

本来、1・5くらいは見えるのが、脳にとって当たり前の自然な状態です。

それが見えないのですから、脳だって自信を喪失していますし、ストレスなのです。

その脳のイライラが原因で、自律神経のバランスをくずしてしまい、負のスパイラルがつくられることもあります。

本当は、脳も目も、よくなりたがっているんですね。

＊　＊　＊

私の治療院に、「どうしてもフライトアテンダントになりたい」という女性が相談に来られました。

筆記試験と面接には合格しているのですが、視力だけが基準に達していないと、半分泣きそうになっていました。

彼女の視力は0・05。

フライトアテンダントは、裸眼で0・1以上の視力が要求されます。万が一の緊急事態にも、お客様を安全に案内できる最低限の視力が要求されます。

今野式では、**0・5とか、0・1の人の視力を短期であげるのは、比較的たやすくできます。**

けれども、0・1未満になると、視神経が極度に劣化しているせいで、短期で視力を回復させることは難しくなります。

そうはいっても視力検査の日は、もう1週間後に迫っています。たった1週間で0・1以上の視力にしなければなりません。

私は、「できることはすべてお伝えしますから、毎日、時間がある限り、すべてのトレーニングをやるよう、死力を尽くしてください！」と、指導しました。そのトレーニング内容が、第3章に公開したものです。

特に彼女の場合は、時間がなかったので、「7　脳の緊張を解いてリラックスさせるイメージ法」を入念に行なってもらいました。

幸い彼女は、きちんと実践してくれたため、たった1週間で0・2まで視力が回復！　見事、試験に合格し、今では大空を飛びまわっています。

脳を元気づけることの大切さを実感したケースでした。

不思議！　アフリカにいる気分で、遠くを見る習慣をつけると……！

日常生活で、20～30m離れた遠くを見ることがあるでしょうか？

これはだいたい電信柱と電信柱の間の距離です。マンションでいえば、地上から10階の高さくらいまでの距離のことです。

家事をしていてもせいぜい手もとの辺り、仕事中や勉強中もデスクまでの距離、遊んでいるときさえ、テレビやゲームまでの、わずか半径1～2mの距離しか見ていない……といったところではないでしょうか。

以前、テレビ番組で芸人さんが、**アフリカに住んだら視力が回復するか？**　という実験をしていました。ご覧になった方もいるでしょう。

その芸人さんはメガネなしでは歩けないほどでしたが、**広大な景色の中で2カ月ほど生活したら、メガネがいらなくなるほどに、視力が回復**していました。

ただし、この話にはオチがあります。

日本に帰国して普段の生活をしていたら、2週間で視力がまたもとに戻ってしまったのです!

第1章でも説明したように、**視力は、生活環境で大きく変わります**。**頻繁に、できれば10分に1回くらいは、遠くを見るクセをつけたいものです。**

窓から電線に止まっている鳥や、少し離れた街路樹を見る。

日が暮れたあとには、星を見あげる……こんな習慣があれば、眼筋も脳も、リラックスできますし、脳も、遠くを見る必要があることをあらためて思い出し、いいことずくめです。

処方箋⑦ どんな睡眠で、3倍、目がよみがえる？

食事と同様に、軽視している人が多いのが「睡眠」です。

古来より、人は、日の出とともに起床し、日が暮れれば休むという生活リズムで生きてきました。それが、今や24時間社会。夜中でも開いているお店がふえ、昼夜逆転の生活をする人もでてきました。

しかし、体のしくみのほうは、急には変わりません。相変わらず、体を修復する成長ホルモンは夜中の寝ている間しか分泌されませんし、寝ることでしか、心身の疲労は回復しません。朝日を浴びなければ自律神経も乱れます。

「睡眠」で大切なのは、〝どれだけ長く寝るか〟ではなく、**「眠りにつく（床に入る）時間」**のほうです。同じ7時間眠るのでも、夜の10時からと深夜の2時からでは、まったく効果が違うのです。

そして、守ってほしい就寝時間は、午前0時前です。

なぜなら、午前3時をすぎると睡眠は浅くなり、深い睡眠のときしか分泌されない、成長ホルモンの分泌が低下してしまうからです。

「成長」ホルモンなんて、大人には必要ないと思ったら大間違い。

成長ホルモンこそ、弱った部分を修復してくれる、アンチエイジングに欠かせないホルモンです。寝不足の次の日に肌の調子が悪いのは、成長ホルモンが十分に分泌されなくて、回復しきれなかったためです。

質のよい睡眠は、「自律神経を整える」「成長ホルモンを促す」「疲労回復」の3つの恩恵を与えてくれ、目の健康に欠かせないのです。

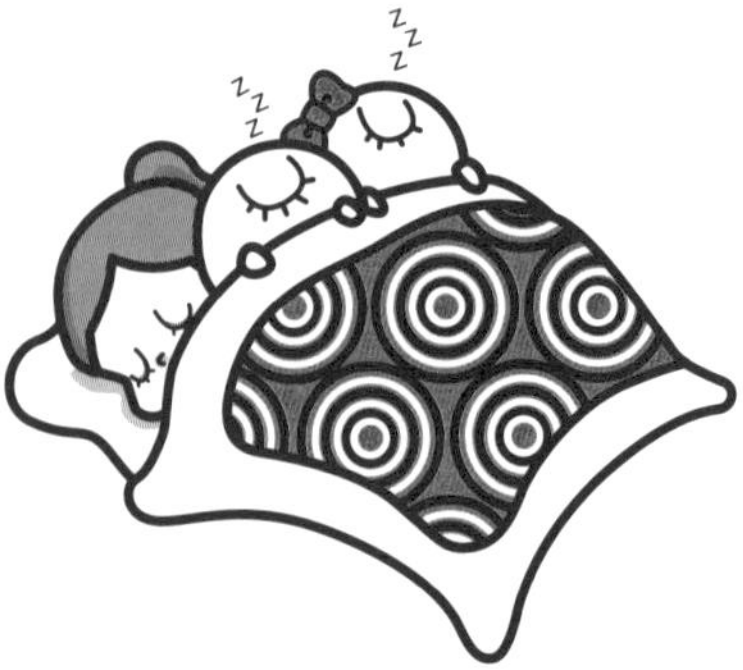

「疲れ目なんて、寝れば治る」は、大間違い！
——全身が弱っている証拠

「目が疲れて目の奥が痛い。ショボショボする」

人間は、目や耳、鼻、口、皮膚などの五感を通して、世の中から、様々な情報を得ています。しかも、そのうちの8割は、目から得ています。

そう、私たちは365日、スマートフォンや、パソコンを使うことで目をかなり酷使しています。それが日常化している現代では、眼精疲労は避けられないものといえるでしょう。**そして、目の疲れくらいなら寝ればとれるだろうと軽く考え、ほとんどの人が、何のケアもしていません。**

しかし、眼精疲労を、甘く見てはいけません。

確かに、病気とはされていませんが、**その疲れが蓄積されていけば、視神経や毛様**

体筋は回復するヒマがなく、弱っていくばかりだからです。

それが積み重なった結果、日本では世界のどの国よりも、目の悪い人が多くなってしまったのです。

また、目が疲れていると、脳への情報の伝達もうまくいかなくなり、集中力や認識力が落ちます。頭痛、肩こり、首の痛み、吐き気なども引き起こされます。

さらにいえば、目の疲れがとれないのは、回復力が弱って免疫力が低下しているからです。その状態では風邪やアレルギーも発症しやすくなり、生活習慣病にもなりやすいでしょう。

本来、疲れは鼻や口、首や肩などの全身にでています。ですが、味覚や聴覚ではその疲労度を明確な数値にするのが難しいので、気づかないだけ。

目だけは、〝文字の見え方〟や〝視力〟といった数値で測ることができるので、その異変を感じやすいのです。

体の不調がもっともよくあらわれるのが「目」ですから、眼精疲労を感じたら、「全身が疲れている」と重く考え、生活を見直してほしいのです。

目の疲れやリスクがわかる7つの質問

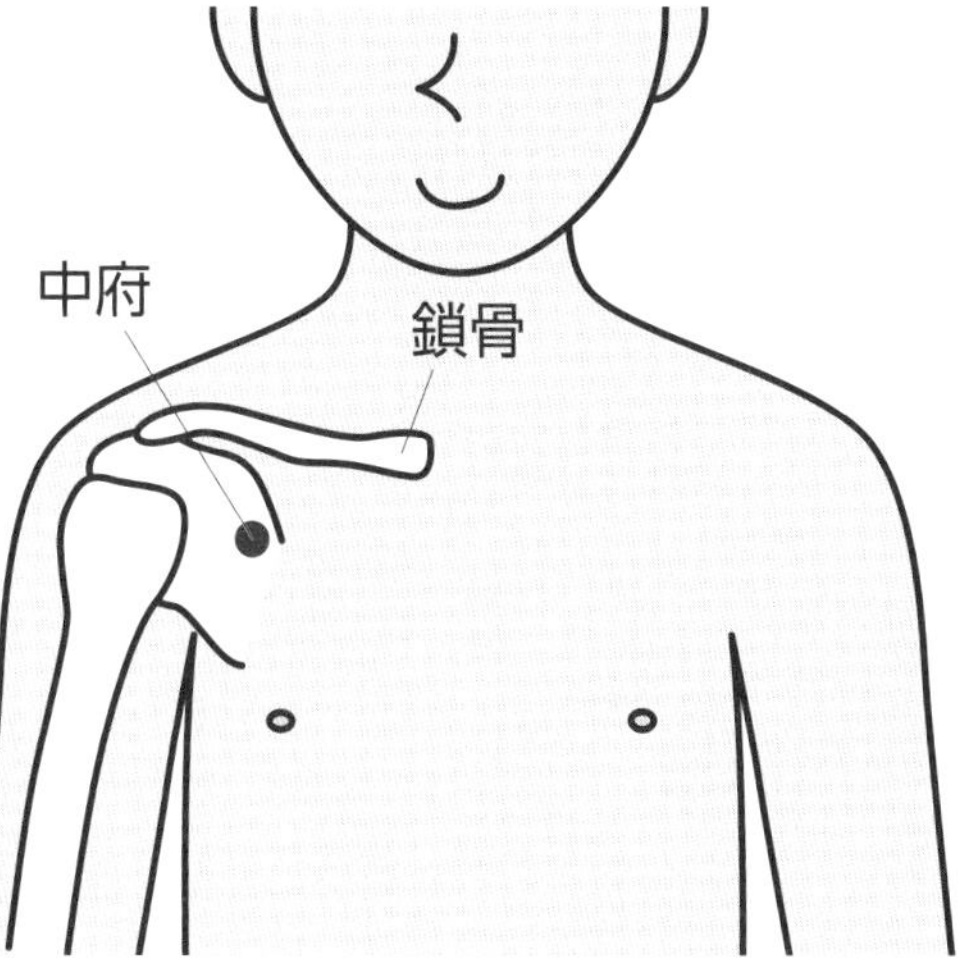

（1）押すと痛い？　酸素を十分とり込めているかわかる——健康の基本

中医学では、全身の組織にエネルギーを送る、14本の「経絡《けいらく》」というルートがあり、その経絡上には、エネルギーが停滞しやすいポイントがあります。

それが「経穴《けいけつ》」であり、いわゆる「ツボ」です。

肺とつながる「肺経」の経絡上にある

「中府《ちゅうふ》」というツボを、軽く押して痛みを感じたら、目も体も酸素不足です。

「中府」の場所は、鎖骨の下から指1本分下がった位置を肩に向かってたどり、腕のつけ根との境目のくぼみにあります。

私の患者さんの9割以上は、「中府」を押すと「イタッ！」と叫びます。

毎日普通に呼吸していてなんら問題がないのだから、まさか自分が酸素不足だなんて考えたこともないのでしょう。

ですが、姿勢の悪さや呼吸の浅さ、睡眠時無呼吸症候群、そのほか様々な原因で酸欠になっていることに気づいてほしいのです。

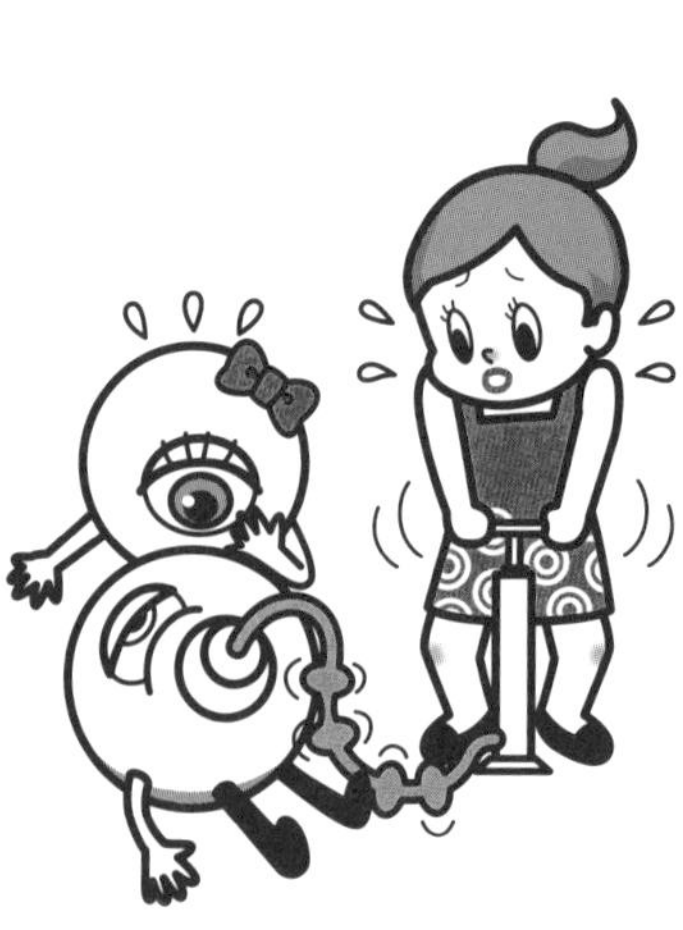

(2) 押すと痛い？ どの程度「酸欠」かわかる——痛ければ重症

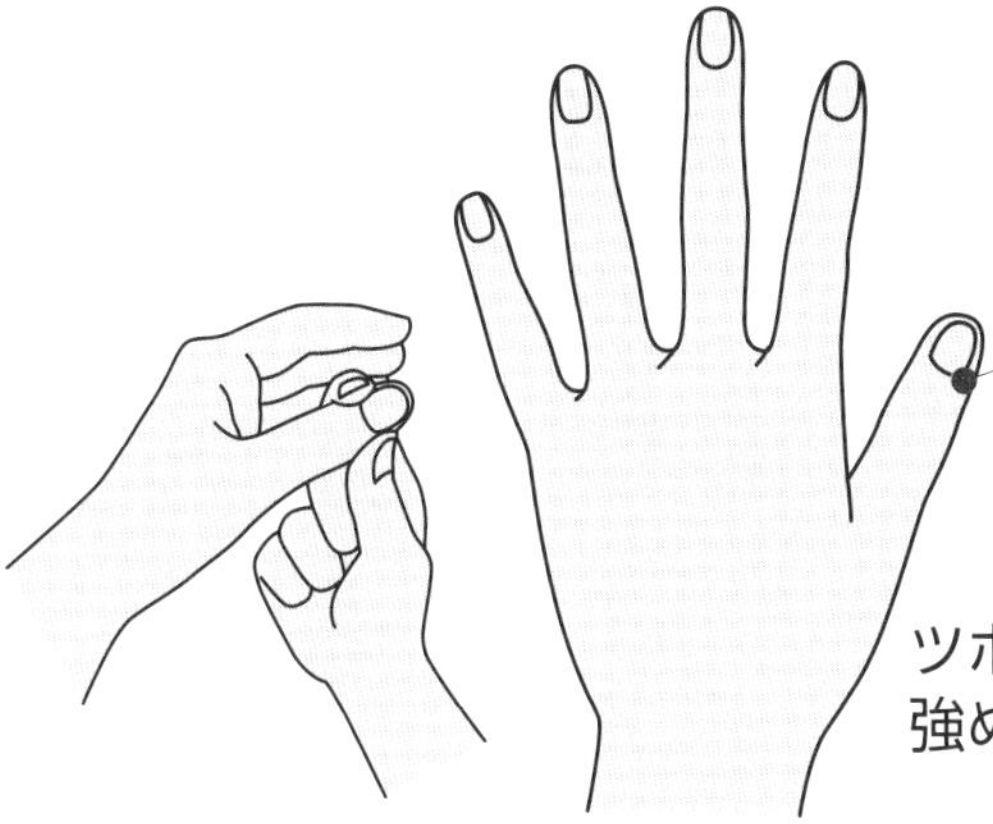

親指の爪の生え際にあるツボが「少商《しょうしょう》」。肺の経絡上にあり、気のエネルギーが湧きでるポイントです。

ここを押して、にぶい痛みや違和感を覚えれば、かなり酸素不足が進行しているといえます。

右手で左手の親指の爪のつけ根を、軽くはさむように押してみましょう。

十分酸素をとり入れていれば、痛みはまったくありません。

（3）押すとかたい？　目の疲れがわかる──理想は大福もち

目を酷使している方や、目の悪い人は、目の周囲がかたくなっています。

目を閉じて、上から中指でそっと眼球全体を押してみましょう。決してギュッと強く押さないでください。

眼球は、大福餅《もち》のようにやわらかくぷよぷよして、押し返す力があるのが理想。それよりもかたいなら、水晶体の硬化が進んでいる可能性が高いでしょう。水晶体がかたくなりはじめると、白内障、緑内障などになるリスクが高まります。

もし、お子さんがいらしたら、まぶたの上からそっと眼球をさわってみてください。子どもの眼球は、かなり弾力性があります。

（4）曇りはない？　視野の欠損がわかる――緑内障の早期発見に

緑内障は、痛みがないため発見が遅れがちですが、欠けた視野は二度と戻りませんので、とにかく早期発見が重要です。

緑内障の場合、片方の目だけ視野が欠けることが多いため、片方ずつ、順番にこのチェックをすることが必要です。

右手で右目を隠し、左目で見てから、次に左手で左目を隠して右目で見ます。

目の前のものをただぼんやりと見るのではなく、目をグルッと1周させて、あらゆる角度で、見えない範囲がないか確認してください。

両目で見ると、どちらか片方の視野が欠けていても、反対の目が補ってしまうので、気づくことができません。

片方の目だけ見える範囲がせまいとか、グレーがかってボヤける場所がある場合は、かなり進行しています。すぐに医師の診察を受け、第3章のトレーニングをはじめましょう。

（5）押すとかたい？　呼吸の深さをチェック――パンパンはNG

お腹を押すと、内臓が硬化しているかどうかがわかります。内臓がかたいと横隔膜がしっかり下がらず、肺が広がらないので呼吸が浅くなってしまいます。深く呼吸できるほうが自然治癒力も高い。

おへそを中心に、半径10センチくらいの円を、両手の中指を使って時計回りに押していきます。

押した部分が、まわりより1センチほど凹む強さで、息を吐きながら3秒間押し込みます。ゴムまりのような弾力を感じれば、胃腸はかたくなっていません。

つっぱり感や痛みを感じたら、硬化しています。普段から右記の図の要領でお腹を軽くマッサージすると内臓がやわらかくなります。

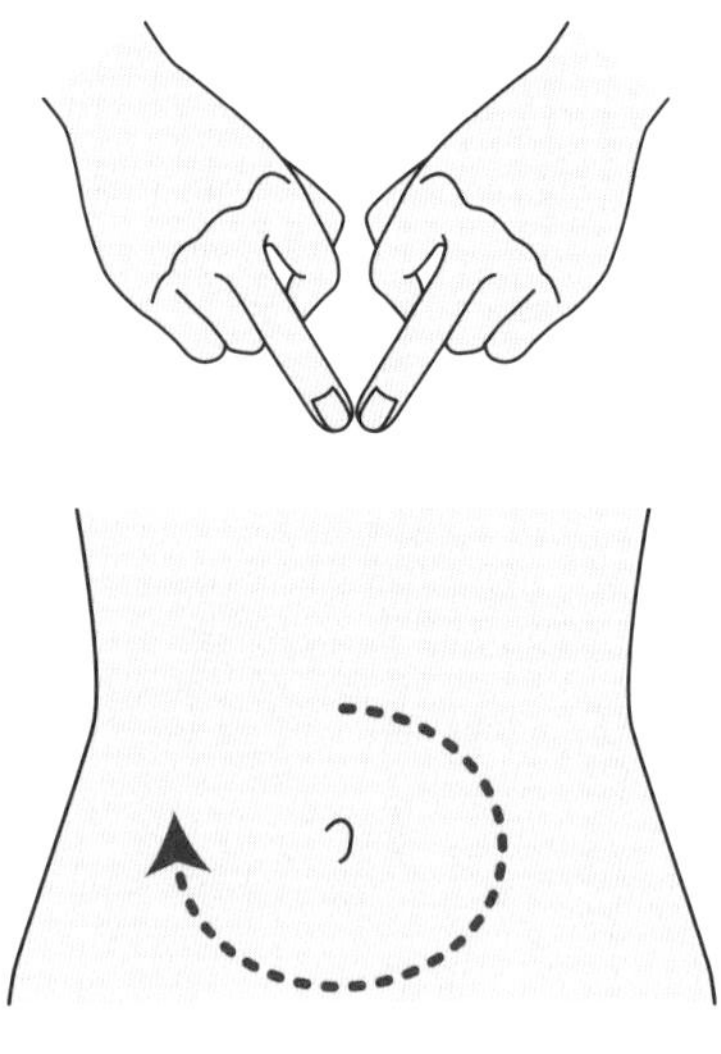

(6) 押すと痛い？　自律神経の乱れがわかる——重症だと何も感じない

膀胱《ぼうこう》の経絡上にあるツボ「承山《しょうざん》」。ここは外からどんな刺激を加えても、痛みだけを感じる「痛点《つうてん》」でもあります。

ここを押しても痛くない場合、自律神経が相当乱れており、目の状態もかなり衰えています。自律神経については76～82ページで詳しく解説しました。目に特定の症状がでていなくても、すぐにトレーニングをはじめましょう。

目がとても悪い患者さんは「承山」を押しても痛がりませんが、回復してきたときに押すと、痛がるようになります。

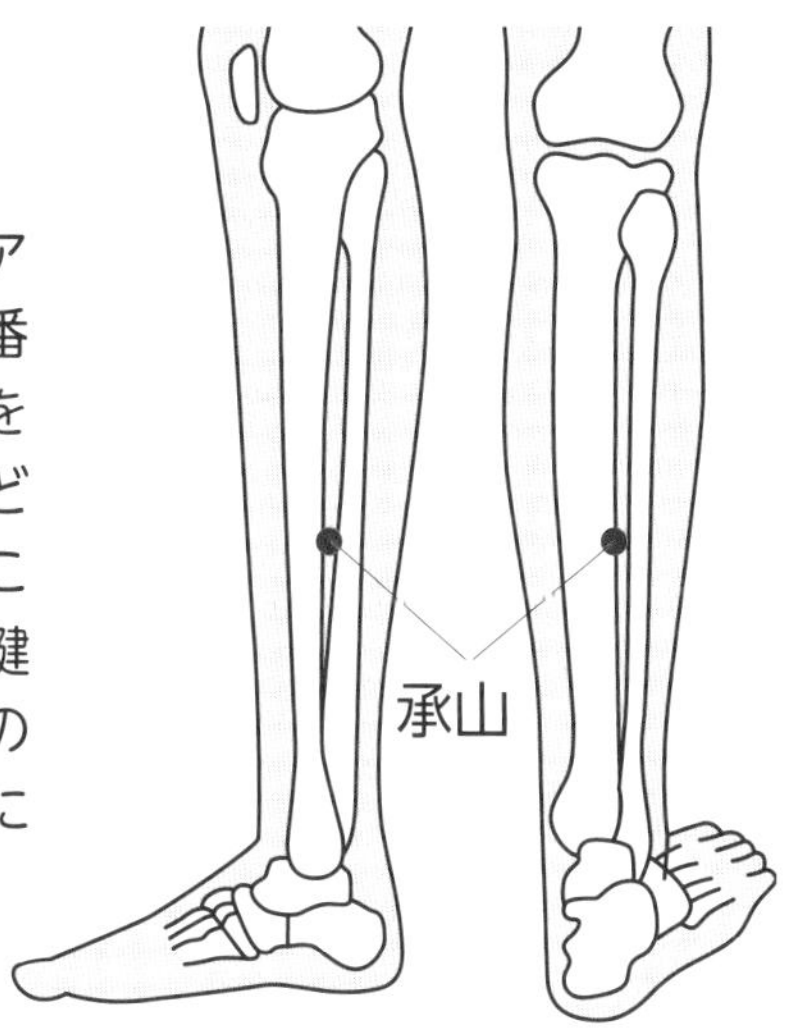

「承山」は、アキレス腱の一番高い中心部分をひざ方向にたどっていったところ、アキレス腱とふくらはぎの筋肉との境目にある。

（7）1秒で読める？「老眼」チェック――若くても必ずやって！

老眼は、レンズの役目を果たす水晶体と、ピントを合わせるために調整する、毛様体筋がかたくなるとでる症状です。

最近では20代、30代の老眼患者もふえていますので、**たとえ若くてもピントが合わせづらかったら要注意**です。

20mほど先にある看板などを数秒見つめてから、手もとにおいた本の活字など、細かい文字に視線を移してみましょう。

数秒たたないとピントが合わなくて見づらければ、老眼が進行しています。

＊　＊　＊

さあ、以上7つのチェックで確認した目の状態は、いかがでしたか？

どれか1つでも当てはまる項目があれば、あなたの目は深刻な状態です。

ぜひ、今日から第3章のトレーニングをはじめてください。

子どもの目を守るのは、こんな親

高齢化する日本では、子どもの数は減る一方です。

にもかかわらず、私の治療院にくるメガネをかけたお子さんの数は、ここ数年激増しています。

10年前の、4倍にはふえているでしょう。

それを見るにつけ私が思うのは、**「大人でさえ回復する力を秘めているのだから、もっともっとよくなる可能性の高い子どもたちに、すぐにメガネをかけさせないでほしい」**ということです。

近年、子どもの視力が落ちている大きな原因に、長時間にわたるゲーム機の使用や、栄養価の低い食事内容があります。

子どもは、自分でどういう生活をするか選ぶことができません。

子どもの目を守るのは、親の責任です。

子どもの視力低下の原因として多いものを4つ挙げておきましょう。

親がここに気をつけてやれば、小学生で視力がガクッと落ちることはまずないのです。

一番気をつけてほしいのは、長時間にわたるテレビやゲーム機の使用です。

テレビを観せ、ゲームをさせておけば、おとなしくて手間がかからないとばかりに、時間を制限せずに子どもの好きなようにさせている親が目立ちます。

2つめに気になるのは、栄養不足です。菓子パンやファストフードばかり与え、野菜をめったに食べさせない親が大勢います。

3つめが、照明。机の片側にライトをつけているため、片目だけ視力が落ちている子もいます。

4つめが、姿勢の悪さによる酸欠。ねこ背で肺が圧迫され、酸素不足になっている子もいます。

外をかけ回って、よく体を動かしているから、まさか血流が悪くなっているとは思わない人が多いのですが、姿勢の影響を甘く見すぎています。ねこ背だと通常の5分の1しか酸素がとり込めません。蓄積されれば、雲泥《うんでい》の差がつくのです。

子どもにいくら、「毎日、目がよくなるトレーニングをしなさい」といっても、なかなか実行できないものです。そんなときは、子どもが寝たあとに、親が目のまわりのマッサージをしてあげたり、ホットタオルを乗せたりしてやればいいでしょう。

これで全然、結果が違ってきます。

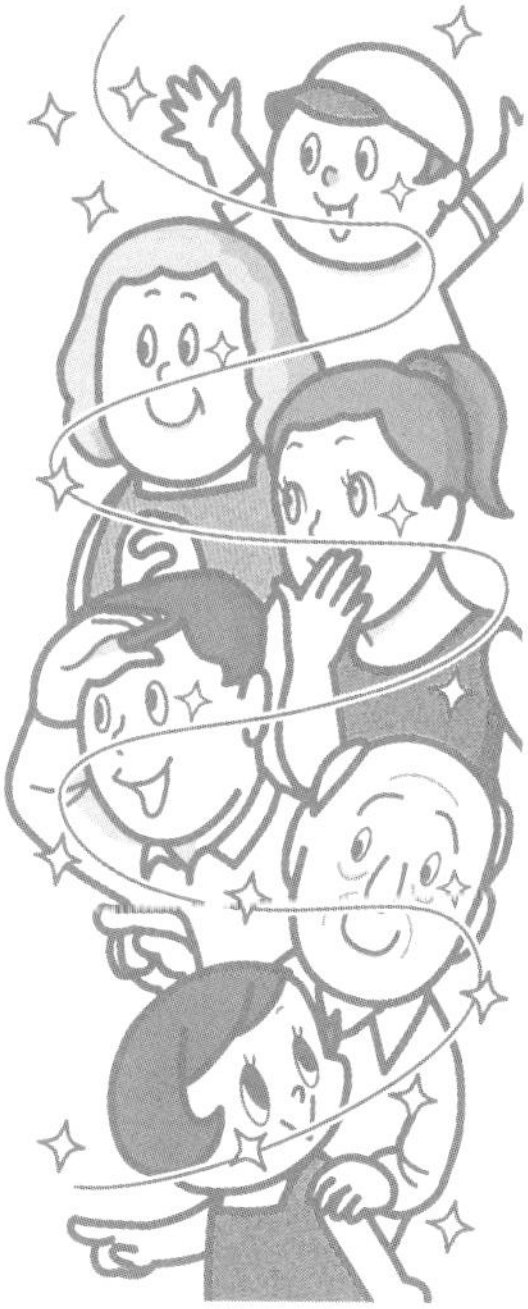

第3章

実践！　今野式
超視力回復トレーニング

――簡単なのに、全身に驚きの好影響！

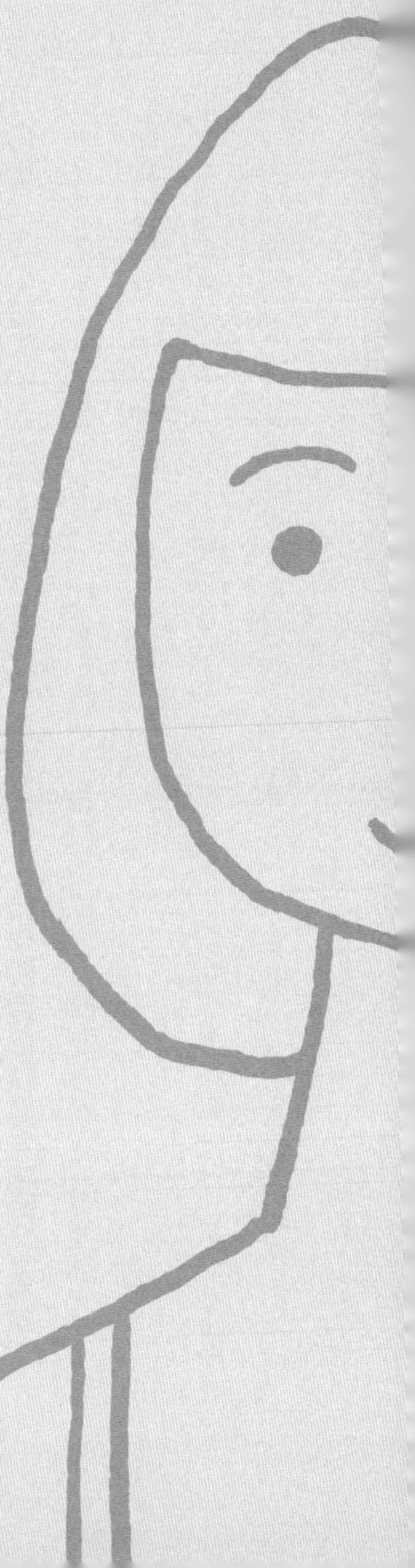

どれだけ見えるようになるかな？これを確認したら、はじめよう！

さあ、トレーニングに入る前に、今、自分の目がどのくらい見えるのか確認しておきましょう。

カレンダーや時計などの数字を裸眼で見て、「これより離れたら見えなくなる」というぎりぎりの位置を決めて、足元にマスキングテープなどで目印をつけてください。

今後、この基準線からの見え方を比べることで、日々の目の状態を確認します。

チェックするタイミングは、仕事のあと、お風呂に入る前など、疲れ具合がほぼ同じ時間に行なうのが理想です。

「今日はよく見えない」「ボヤける」というときは、目が疲れていますので、トレーニングで目の状態を回復させましょう。もしも、どんどん見えにくくなっていくような場合は、すぐに病院を受診しましょう。

目の状態のチェックがすんだら、次ページからのトレーニングに入ってください。

順番は好きなもの、やりやすいものから自由にやってOKです。どれも1分もかかりませんので、仕事の合間や、お風呂の中……どこでも気づいたときに楽しく行なってみましょう。

一日にすべてのトレーニングを一通りこなすのが理想です。「血流・ツボ・心肺機能・自律神経・胃腸・脳」それぞれに刺激を与えることで、見える状態をつくりだすからです。

あまりの気持ちよさに何度もやりたくなることもあるはず。そのときは、一度にやる回数だけ守っていただければ、一日に何度やっても構いません。

やればやるほど体調がよくなっていきます。

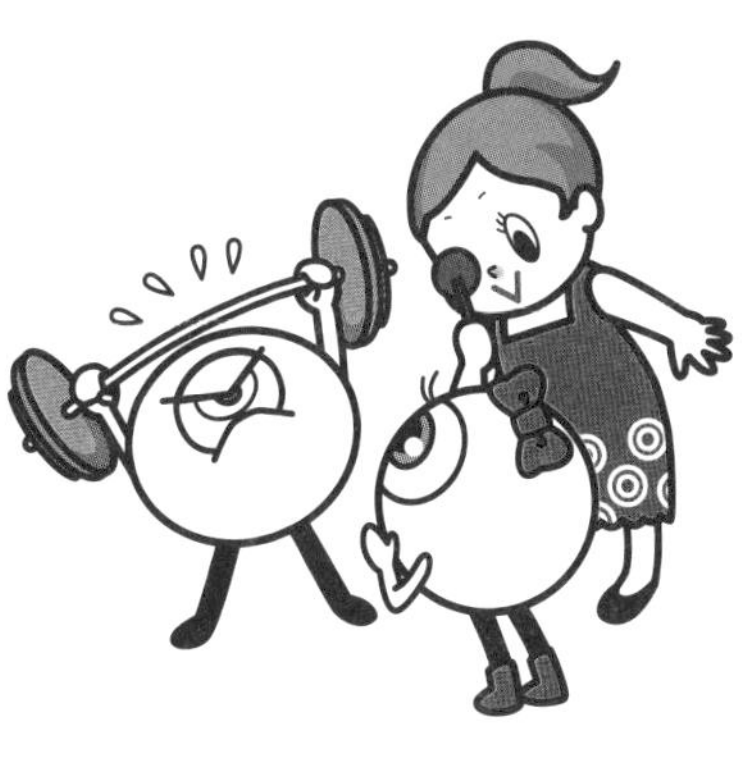

1 セミナー会場も騒然！ 大反響のタッピング法

これぞ、「今野式㊂視力回復トレーニング」の核となる、メソッド。

「タッピング」とは、タップダンスのように、リズミカルにトントンとたたくこと。

治療院で50名の患者さんにモニター調査をしたところ、わずか数日のタッピングで、100％の方の視力が改善した実績があります。

40代の男性は、0・07が0・1にあがって、予定していたレーシック手術をキャンセル。20代の女性は0・1が0・4に。

8歳の男の子は、0・5が0・8になり、メガネが不要に！

さらに、「視界が明るくなった」「飛蚊症の影が消えた」「肩こり、頭痛が解消した」など、目の悪い人の9割以上が悩まされている、首、肩周辺の不快な症状も改善したという、喜びの報告が相次ぎました。

たくさんのツボを、一度に刺激できる！

爪は短くカットしてから行ないましょう。
たたく位置は次の3つ。

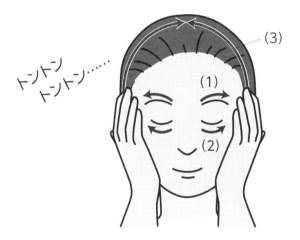

（1）眉間からこめかみに向かう、眉毛の上のライン。

（2）目の1㎝下を、目頭から目尻に向かうライン。

（3）こめかみから頭頂に向かうライン。

リンパの流れがよくなって、老廃物の排出がスムーズになるため、クマの解消、シワやたるみの予防など、美容効果も発揮します。筆者も色白だとよくいわれます！

両手の人差し指から小指までの４本の指先が同時に肌に触れるよう、リズミカルにトントンとたたきます。

たたくスピードは１秒間に３回。少し強めに５秒間、全部で合計15回、(1)から順に軽くたたきましょう。肌が赤くなってしまうのは力の入れすぎですので「イタ気持ちいい」強さを意識してください。

なぜ、たたくだけで、こんなに劇的な効果が？

目の周辺には、視力向上のツボが集中していますが（１２９ページ参照）、全部覚えるのは面倒です。でもこのタッピング法なら、いちいち正確な位置を覚えなくても、手軽に確実に、まんべんなく刺激できます。

しかも自律神経の働きを高め、血流がよくなって筋肉組織に十分な酸素がいきわたるので、ツボ刺激との相乗効果で、ピント合わせの機能が戻るのです。

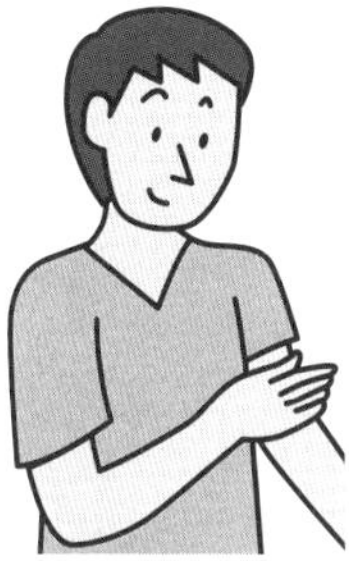

腕のタッピング

手首からひじまでを、反対の手の側面でチョップをするようにタッピング。往復10回、腕の表と裏、両方たたきます。

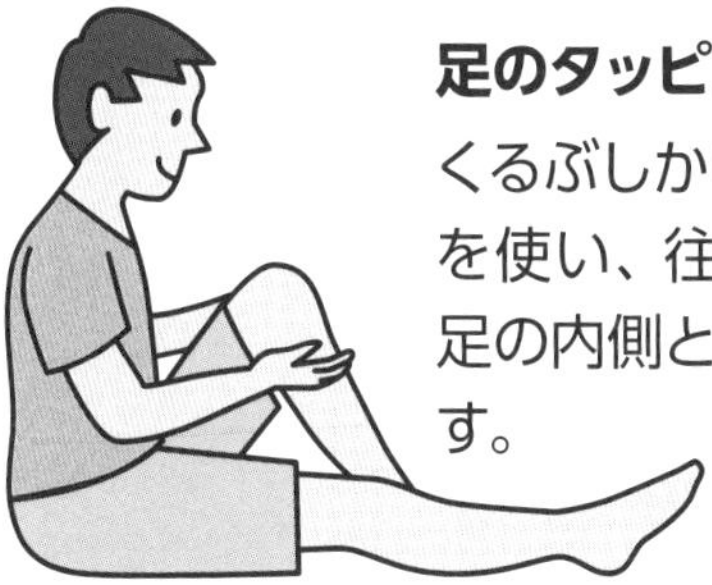

足のタッピング

くるぶしからひざまで、手の側面を使い、往復10回タッピング。足の内側と外側、両方行たたきます。

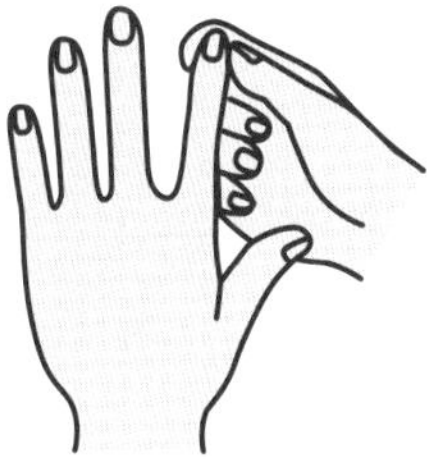

爪のタッピング

爪のつけ根を、反対の手の親指と人差し指ではさむようにタッピング。1本の指に5回ずつたたきます。

余裕があれば、腕・足・爪の３カ所もタッピングしましょう。自律神経は、全身にはりめぐらされているので、さらに血流が促されます。

2 プルプル揺すって血行アップ！ 肌まで輝く シェイク法

これも、両手の人差し指から小指まで4本の指先を使います。

皮膚に指先をそっと押し当て、上下左右にプルプルと揺すります。

肌にシワがよるほど動かすのではなく、**内側にある筋肉を揺さぶるよう意識**してください。筋肉をほぐして血流をよくし、脳や内臓など全身を活性化させます。

皮膚をシェイクして揺すると、皮膚、筋肉、そして血管の緊張がとけ、副交感神経が活発になって血流がアップし自律神経のバランスが整います。

これで、ほかのトレーニングの効果も高まります。

次ページからの(1)～(6)の6カ所に行ないます。

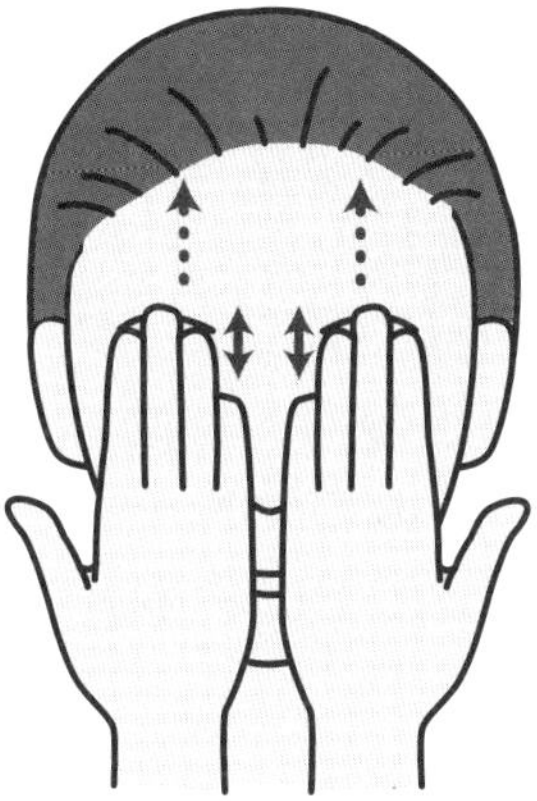

(1)
眉毛のすぐ上。眉と平行に4本の指を軽く乗せ、上下に5回シェイク。
額《ひたい》の生え際に向かって、指1本分ずつずらしていき、3カ所シェイクします。

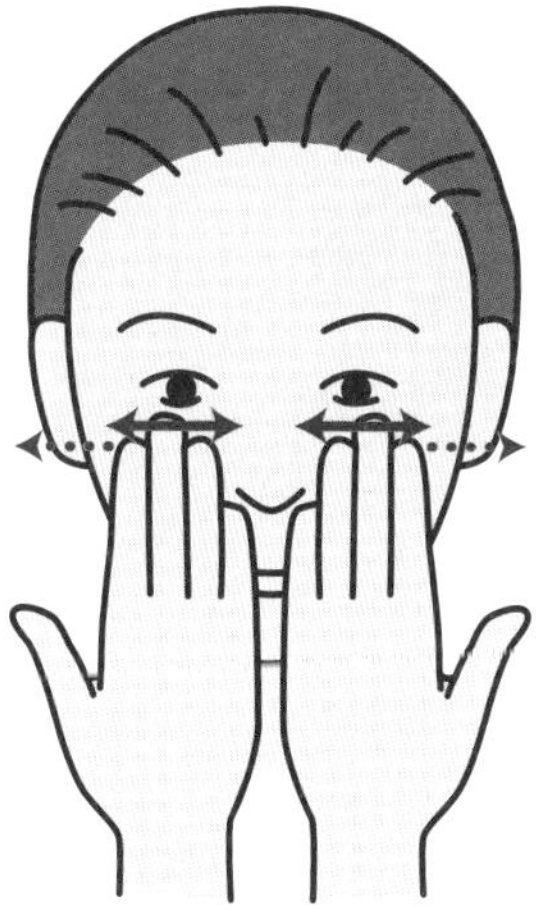

(2)
目の下にある骨の部分に4本の指を乗せ、左右に5回シェイク。
耳の方向に向かって3カ所移動して、それぞれシェイクします。

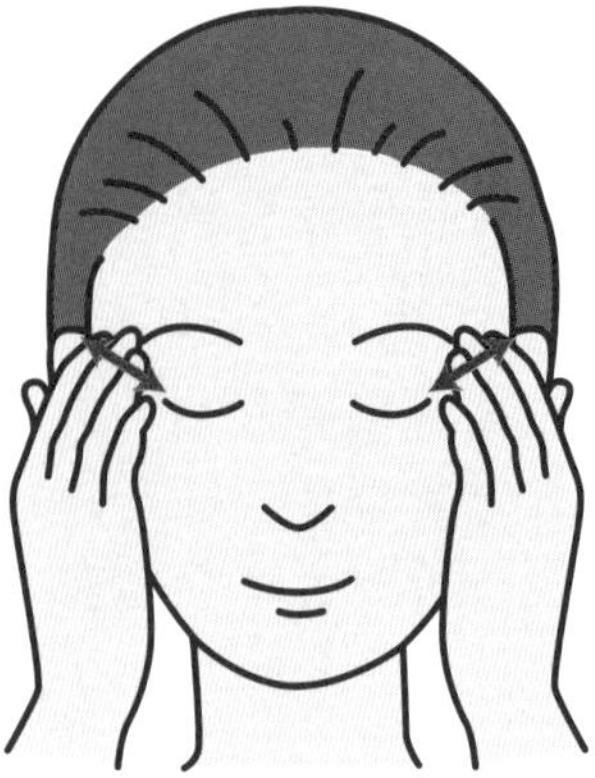

(3)
目尻とこめかみの間に、両手の4本の指を押しあて、左右に5回シェイク。このときの指の位置は、(2)の最後にシェイクした位置よりも2㎝ほど上になります。

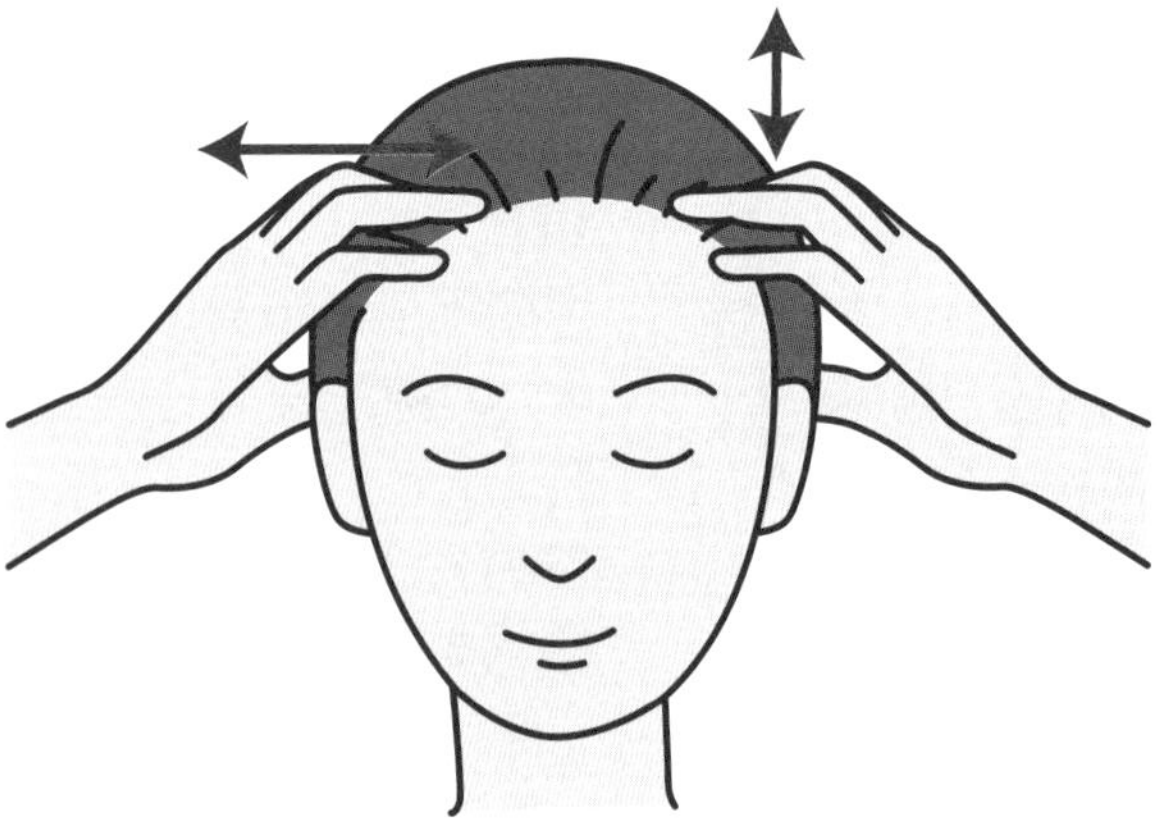

(4) 耳の上や頭の「気持ちいい」と感じる場所を、両手で上下左右に5回シェイク。

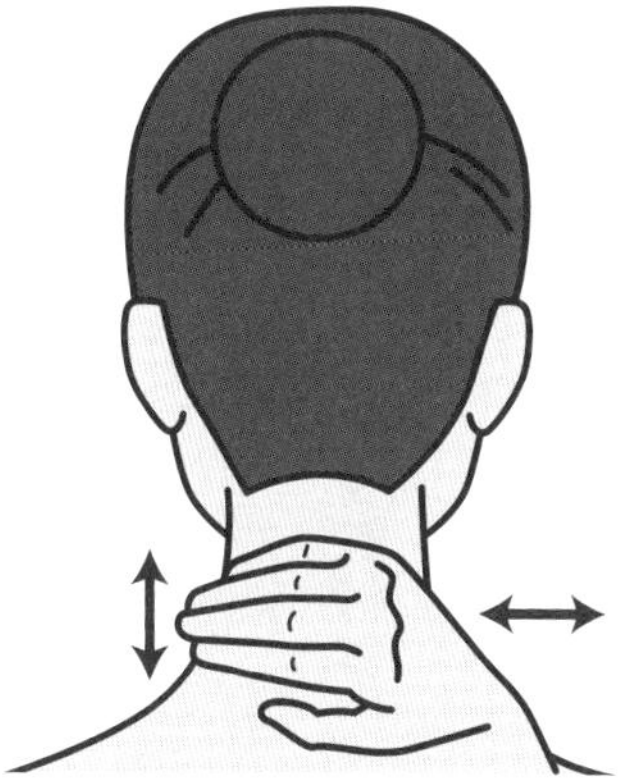

(5) 首の後ろにある頸椎《けいつい》を包むように片方のてのひらをあて、上下左右に5回ずつシェイク。

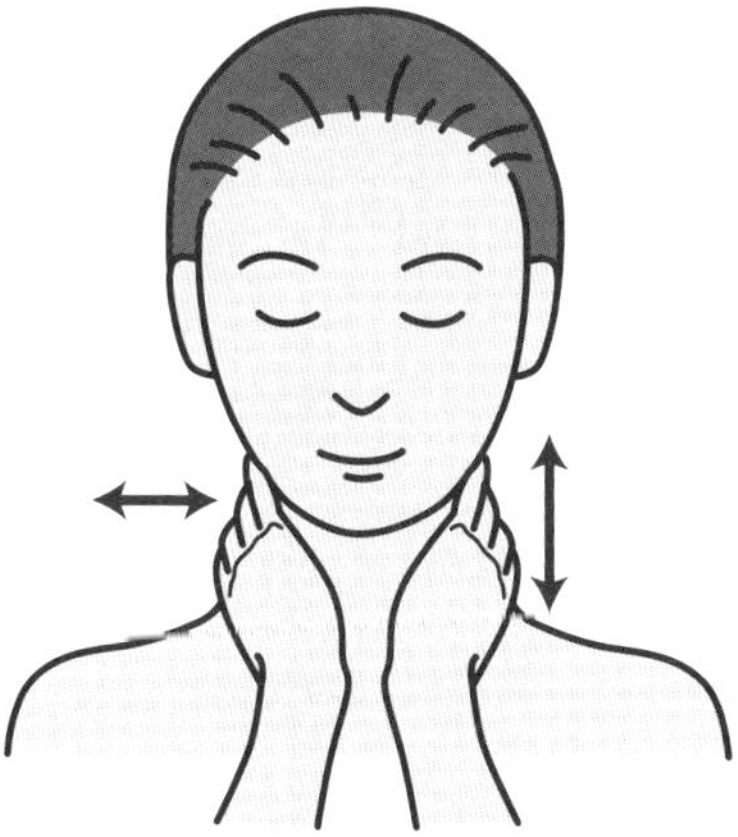

(6) 両手で首の横をはさむようにし、上下左右に5回ずつシェイク。

3

「イタ気持ちいい」が効く ツボ指圧法

目に酸素を供給してくれる〝目と耳のツボ〟を押します。

足ツボマッサージ店などでは、かなり強く押されることがありますが、痛ければ痛いほど効果があるわけではありません。**筋肉が硬直し、かえって刺激が伝わりにくくなりますから、「イタ気持ちいい程度」にとどめてください。**

目の12のツボ

目のまわりには、内臓とかかわる経絡が通っており、その経絡上のツボを刺激することは、視力回復に欠かせません。目のまわりにある12のツボ1つずつに、中指の腹をあて、優しく3回まわしてから、そっと3秒間、押します。

ツボの正確な位置は気にしなくて大丈夫です。ツボよりずっと面積の大きな指の腹で刺激しますので、「だいたいこの辺りだろう」というところを押せばＯＫです。

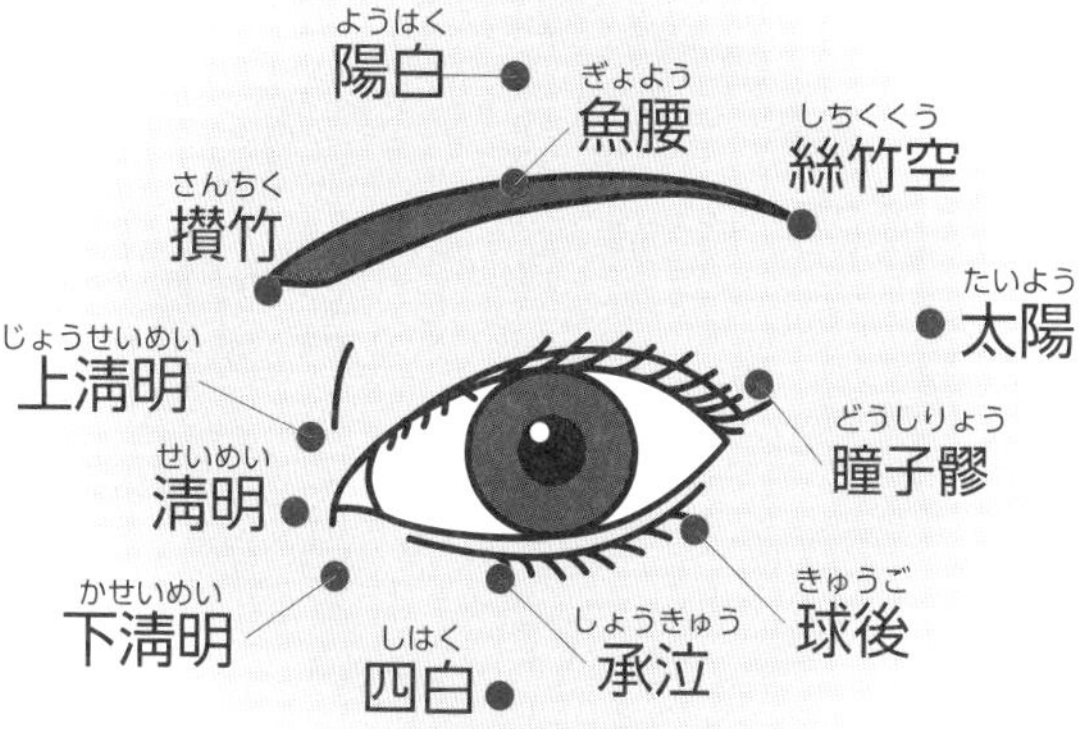

陽白　：眼科疾患・顔面神経痛・血流改善、視力改善・頭痛
魚腰　：近視・目の充血・ドライアイ・眼瞼《がんけん》下垂・顔面神経麻痺
絲竹空：斜視・眼科疾患・目の充血・頭痛
太陽　：白内障・急性結膜炎・目の疲れ・かすみ・充血・頭痛・歯痛・顔面神経麻痺
瞳子髎：近視・遠視・乱視・視神経萎縮《いしゅく》・結膜炎・顔面麻痺・目尻のしわ
球後　：近視・白内障・緑内障・視神経萎縮・網膜色素変性症・斜視
承泣　：近視・遠視・乱視・視神経炎・緑内障・涙管閉塞《へいそく》・白内障・網膜症・眼瞼痙攣《けいれん》
四白　：近視・目の充血・眼瞼痙攣・三叉《さんさ》神経痛・眼科疾患・視力低下
下清明：近視・乱視・遠視・各種眼科疾患
清明　：近視・遠視・乱視・緑内障・白内障・視神経炎・流涎《りゅうえん》過多・網膜炎
上清明：近視・乱視・遠視・角膜白斑《はくはん》・眼科疾患
攅竹　：充血・かすみ目・眼精疲労・近視・老眼・緑内障・眼科疾患

耳の9のツボ

耳には、全身に影響するツボが多く集まっています。気づいたときに、耳を上下左右に引っぱったり、耳の穴に指を入れてぐるぐる回したりすれば、全身が活性化して、よりトレーニングの効果が高まります。

親指と中指ではさむようにして、3秒間強めに刺激します。

次に耳全体を、親指と人差し指でもみほぐします。

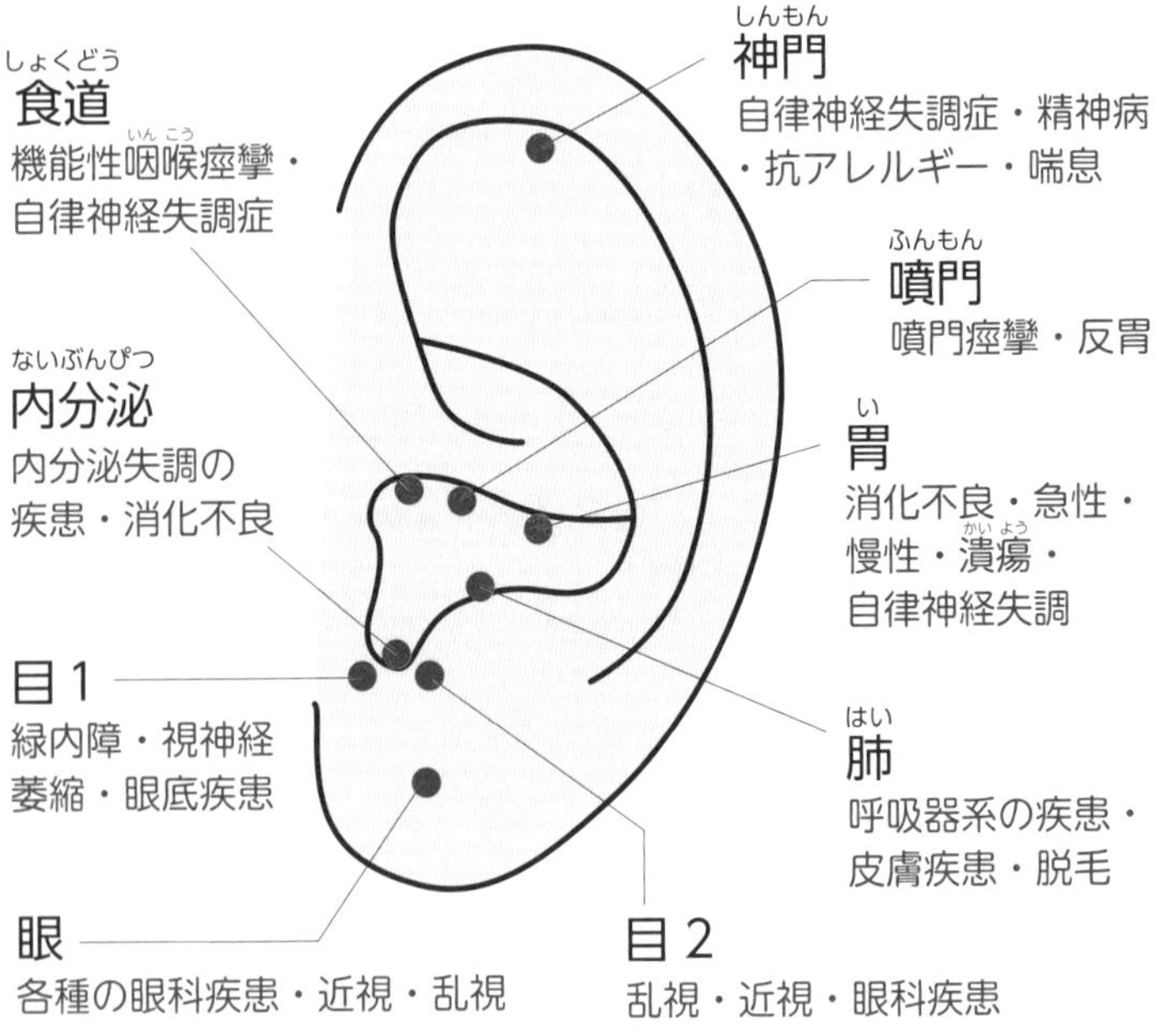

4 周辺組織の柔軟性がよみがえる さすり法

冬の寒い日、手先が冷えると無意識に手をこすり合わせて手をあたためようとしますね。さすり法にも同じ効果があり、血流と自律神経を活性化します。

また、リンパの流れをよくして代謝を促すため、目の疲れを癒すうえに、**目のまわりのクマや小じわにも効果抜群**です。

両手の中指の腹を使い、優しく肌をさすります。

手の持つ熱を意識しながら、ゆっくりさすると効果が高まります。

さする場所は目の上下、3カ所ずつ。目に近い部分からスタートし、少しずつ位置を外側にずらしていきます。

最後に、こめかみを中指の先で軽くプッシュしてください。

血液を、スムーズに流す！

親指をあごの下にそえて、支えにします。

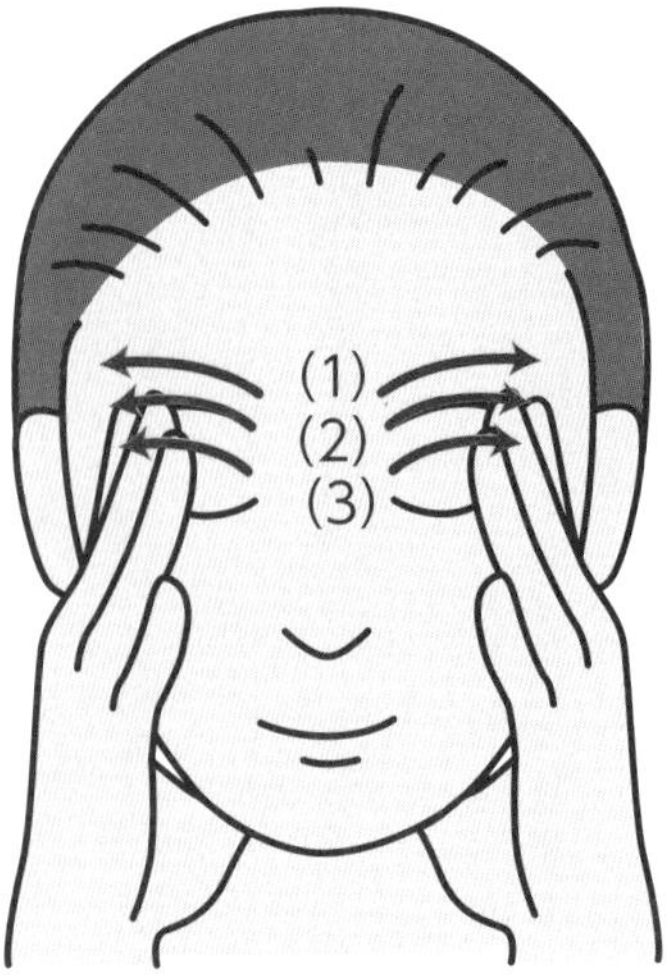

(1) 目の上にある骨のくぼみからスタート。
中指の腹をあてて目尻側まで5回さする。

(2) 眉毛に中指の腹をあて、目尻に向かって、5回さする。

(3) 眉のすぐ上を、目尻に向かって5回さする。

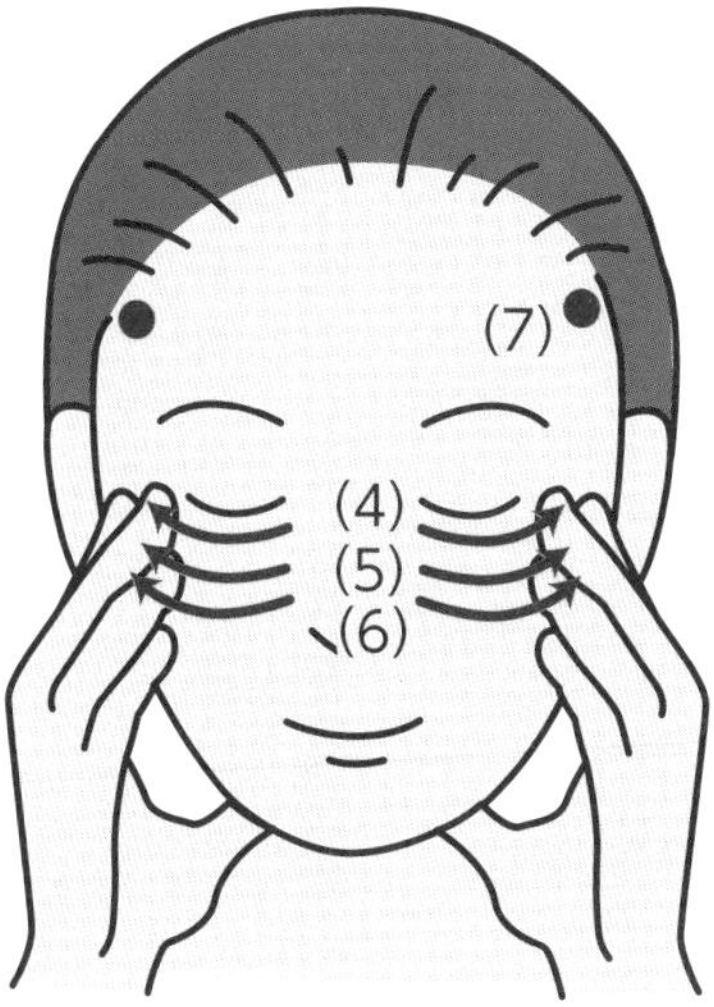

(4) 目の下5㎜の位置に、中指の腹をあて、目尻に向かって5回さする。

(5) 目の下の骨のくぼみの上を、目尻に向かって5回さする。

(6) 目の下の骨から5㎜下がったところを、目尻に向かって5回さする。

(7) 最後にこめかみを中指の腹で3秒間そっと押す。

5
「ラク〜に、深〜く」吸える快感！
口から吐く呼吸法

パソコンや携帯電話を使うときのような〝うつむき姿勢〟でいると、気道がふさがれ、チョロチョロと水が漏《も》れるような細い呼吸しかできません。

必要な分の5分の1程度しか、酸素がとり込めない状態が続いてしまいます。

そのしわ寄せは、体中で起こります。


体内では、目やほかの臓器への酸素供給量を減らして、なんとかしのいでいるので苦しさは感じませんが、目は、悲鳴をあげています。

また、ぽかんと口を開けて、浅い呼吸を繰り返す人は、「口から吸って、口から吐く」呼吸をしており、「鼻から吸って口から吐く」ことができていません。

これでは、ウイルスやホコリが体内に入り、風邪を引きやすくなります。

次の3点に注意した呼吸に変えるだけで、呼吸筋は鍛えられ、目の状態は大きく改善します。

(1) 息は、「鼻から吸う」

鼻のフィルターを通せば、空気中のホコリや細菌が体内に入るのをブロックし、適度にあたためられた湿気のある空気をとり入れることができます。

(2) 呼吸をはじめる際は、"先に口から息を吐きだす"

「深呼吸をして」というと、皆さんいっせいに息を吸います。ですが、今、肺の中にある古い空気を吐きださないことには、めいっぱい吸うことはできません。

まず、息を吐ききって肺の中をカラにしてから、たっぷり吸ってください。

肺が丸くふくらんで、背中も広がるイメージをするとなおいいです。

（3）吸うのも吐くのも「6秒」以上かける

筋肉を構成する線維の働きは、5秒しか持続しません。そこであえて6秒以上の負荷をかけると、筋線維は本数をふやして耐えようとするので、うまく呼吸筋を鍛えることができます。

深呼吸には、眼筋をゆるめ、血流をよくする効果もあります。

酸素が体中をめぐるようになれば、タッピング法やシェイク法、ツボ指圧法などの効果も飛躍的に高まります。肩こり、頭痛、不眠症などの不調もグングン改善します。

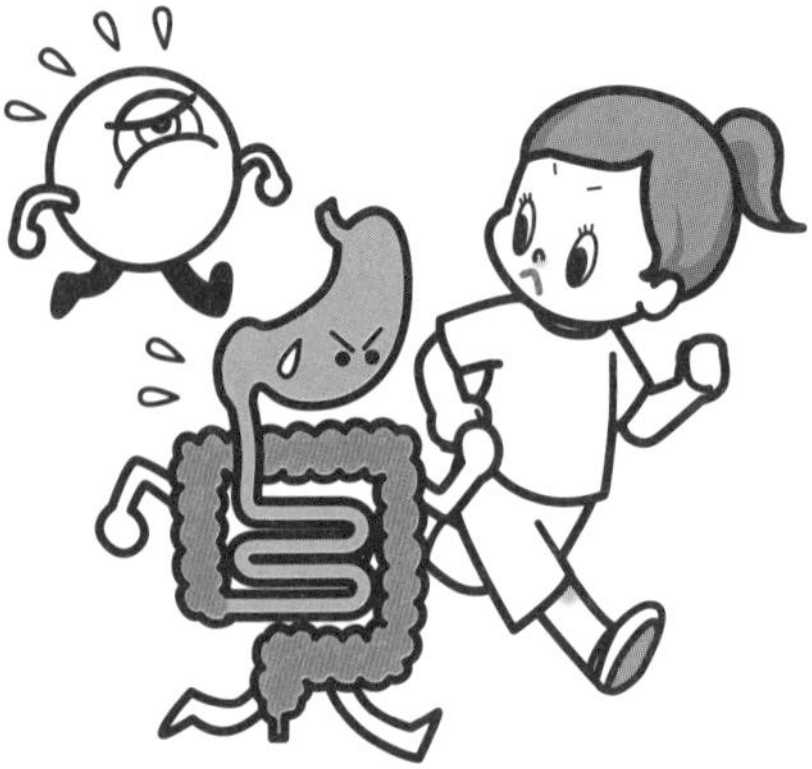

6

心肺機能が大幅にアップする
ペットボトル呼吸法

〝脳の疲れ〟は視力を落とし、目の生理機能も低下させますが、その**〝脳の疲れ〟の一番の原因は酸素不足です。**

脳にたっぷり酸素を送れるよう、より効率的に酸素をとり込める「肺」をつくるのが、「ペットボトル呼吸法」です。使い終わった５００㎖のペットボトルを、１つ用意します。

（1）ペットボトルの底に、直径1・5～2㎜の小さな穴を、千枚通しで3カ所開けます。穴の位置はそれぞれ離してください。

（2）ペットボトルの飲み口をくわえ、鼻から深く息を吸い込み、「6秒」以上かけて、口から息を吐きだします。

簡単ですが意外と力がいり、肺の機能が強化されるのが実感できます。はじめてやる方は、10回できればよいでしょう。

10回がつらい場合は、呼吸筋が衰えている証拠。5回からはじめて、少しずつ回数をふやしていきます。なれないうちは、クラクラして倒れそうになることもありますので、決して無理はしないでください。

トータルで、1日50回を目標にします。仕事や家事のちょっとした合間に5～10回ずつやれば、思ったよりすぐに達成できるはずです。

頭がスッキリ、ハッキリした。疲れにくくなった、声が大きくなった、チークいらずの明るいバラ色のほっぺたになったなど、続けると必ず効果を実感できるはずです。

なれてきたら次は、「ロングブレス」に挑戦です。

底の穴を1つふさいで、「10秒」以上かけて、肺の中にある空気を吐ききります。

穴が減ると抵抗がますので、さらに呼吸筋が鍛えられます。

ハイレベルなこのトレーニングは、1日30回を目標にしましょう。

眼精疲労が抜けなくて、夜もよく眠れなかった40代の女性は、「ペットボトル呼吸法」をしたその日から、時間を忘れてぐっすり眠れるようになったそうです。

そして全身の倦怠《けんたい》感がウソのように消え、朝からパッチリ目が覚めて、てきぱき掃除や勉強をする毎日に変わったとか。

階段も息切れせずに、ラクラク登れると喜んでいます。

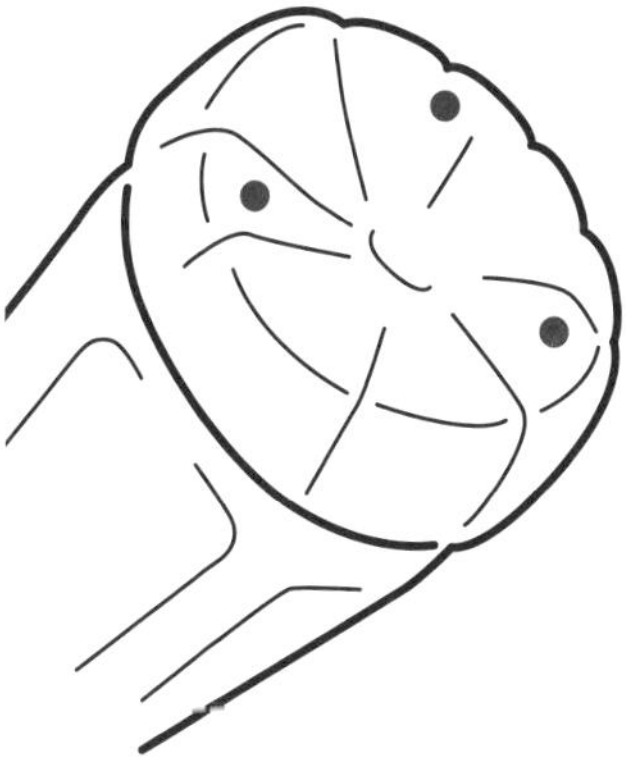

直径1.5～２㎜の小さな穴を、千枚通しなどで３カ所開けます。
体重が減ったという声も、続出しているトレーニングです。

7 脳の緊張を解いてリラックスさせるイメージ法

現代人は、テレビを観ながら子どもの世話や洗濯をしたり、メールをチェックしながら別の書類をつくったりと、複数のことを同時に行なうことがふえています。

これは一見、たくさんのタスクをスピーディーに手際よく片付けているように感じますが、実は効率が悪いのです。

タスクは1つずつ集中して終わらせてから次にとりかからないと、集中力が分散してしまい、どれも中途半端に終わるばかりか、脳が疲れる原因になります。

筋肉を使いすぎれば筋肉痛になるので疲れていることを実感できますが、脳の場合は痛みではなく、「ぼんやりしてきた」「作業スピードが遅くなった」「決断力が鈍ってきた」といった感覚でしか、疲れをはかることができません。

ですから、気づかないうちについ疲労がたまりがちです。
ぜひ、次の方法で休息時間を与えてあげましょう。

（1）目を閉じて、想像するとリラックスできて、楽しさや幸せを感じるイメージを思い浮かべてください。ほんの1～5分でOKです。

子どものころ、野原を駆け回っていたシーン、新婚旅行で訪れたハワイのビーチ、また、いつかいってみたい憧れの土地のイメージなどもOKです。
きれいな風景や楽しかった思い出を描きながら、ゆったりとくつろぎましょう。

脳を癒したあとに視力を測定すると、ほぼ全員が回復しています。
この効果は一時的なものですが、何度も繰り返すことで確実なものとなります。
楽しいイメージを描くことができたら、次は脳を勇気づけます。

（2）子どものころに、メガネやコンタクトレンズなしで見ていた風景を、思い浮かべます。学校の校庭や、みんなで遊んだ空き地など、視力を矯正しなくてもクッキリハッキリ見えていたあの景色をイメージしましょう。

脳が「裸眼で見えていた」ことを思い出して自信をとり戻せば、また同じように見ようとして調整しはじめてくれるのです。

「イメージ法」は、1日に何回やっても構いません。やればやるほど脳が癒され元気になり、視界が明るくなるのが感じられるはずです。

8 脳を活性化させる確認法

ものを見るときは、目だけでなく、脳でも見ています。

ですから、「どうせ見えないよ」と思い込んで可能性を否定するメッセージを脳に送っていると、視力はいつまでたっても回復しません。

また、脳はムダな働きを避ける傾向があるため、四六時中メガネやコンタクトレンズをしていると、「メガネやコンタクトレンズがないなら見ない」といわんばかりに、見る努力をサボるようになります。

「確認法」は、あえてメガネやコンタクトをはずした状態で遠くを見ることで、「メガネやコンタクトがなくても、見えるんだよ」と脳に教え込むことが目的のトレーニングです。やってみると、見える距離がどんどん延びていきます。

（1）ポスターの文字やカレンダーの数字など、指標とする目標を1つ決めます。

（2）その目標が、裸眼でしっかり見える位置まで移動します。

（3）目標がほんのちょっと見づらくなる位置まで、1歩ずつ遠ざかります。

1歩で見えなくなるなら、数cmでもいいです。

今まで見えていたものが少しボヤけることで、脳が「今まで見えていたのに、おかしいぞ!?」と、目を調整しはじめます。**そして、見る力がアップするのです。**

たった数cmでも、毎日少しずつ距離を延ばすことにより、「見えるはず」の位置が、どんどん遠くになります。**それが、脳のストレスを癒していきます。**

こうして「見えるのが本当だ」と思う距離をどんどん延ばしていくことで、さらに回復スピードが高まります。

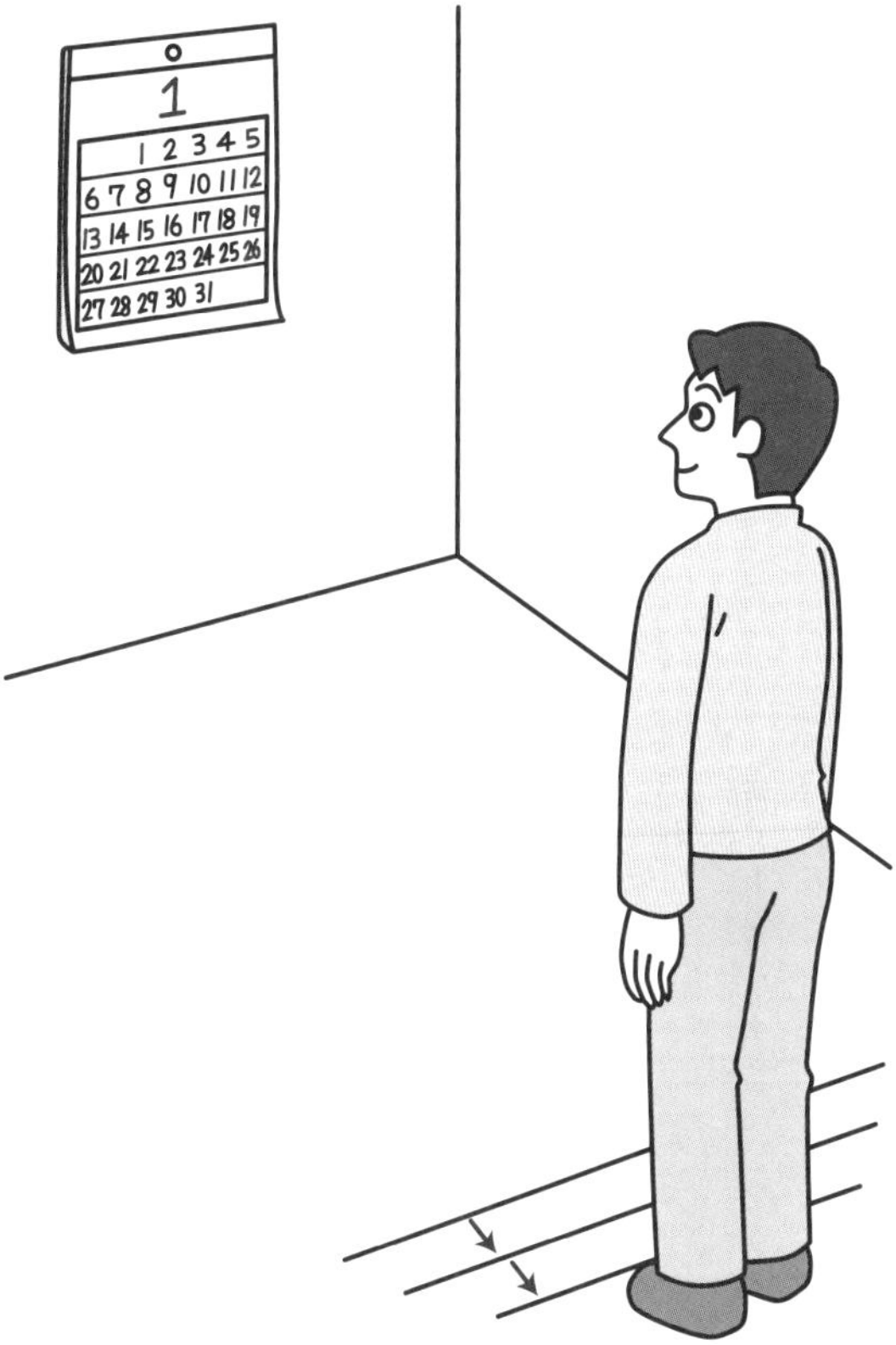

足元に目印をつけておいて、
毎回少しずつ距離を延ばそう！

パソコンやスマートフォンなどの電子機器の画面は、目に負担をかけるのでNG。紙に書かれた文字や看板などを目標に定めてください。

9

脳の集中力が高まるから見える望遠法

普段私たちの目は、瞳孔が開き具合を変えて、目に入ってくる光の量を調節しています。こうしてものの情報をカメラのようにとらえ、レンズの役割を果たす水晶体で屈折させてから、網膜の上で焦点を結びます。

それが、小さい穴だけを通して目に入ってくる画像になると、見える範囲が狭いため、屈折させる必要がほとんどなく、網膜にそのまま像を結ぶので、現在の目の状態にあまり左右されずに見ることができます。

こうした狭い範囲でものを見ると、脳の集中力がアップします。そして「見える」と確信できるので、繰り返すたびに〝見る力〟が高まっていきます。

これも裸眼で行ないます。

（1）カレンダーの数字など、裸眼ではボヤけて見えない目標物を定めます。

（2）両手を丸めてこぶしを重ね、真ん中にできる小さな穴から目標物を見ます。

穴の大きさは数字がちょうど入る程度に、できるだけ小さくします。

穴が大きすぎると目標物がぼんやりとしか見えなくなります。

不思議ですが、小さな穴を通すと、それまでボヤけていた数字が見えるはずです。その状態で、目標物を20～30秒見続けてください。脳に、見える感覚を覚え込ませます。

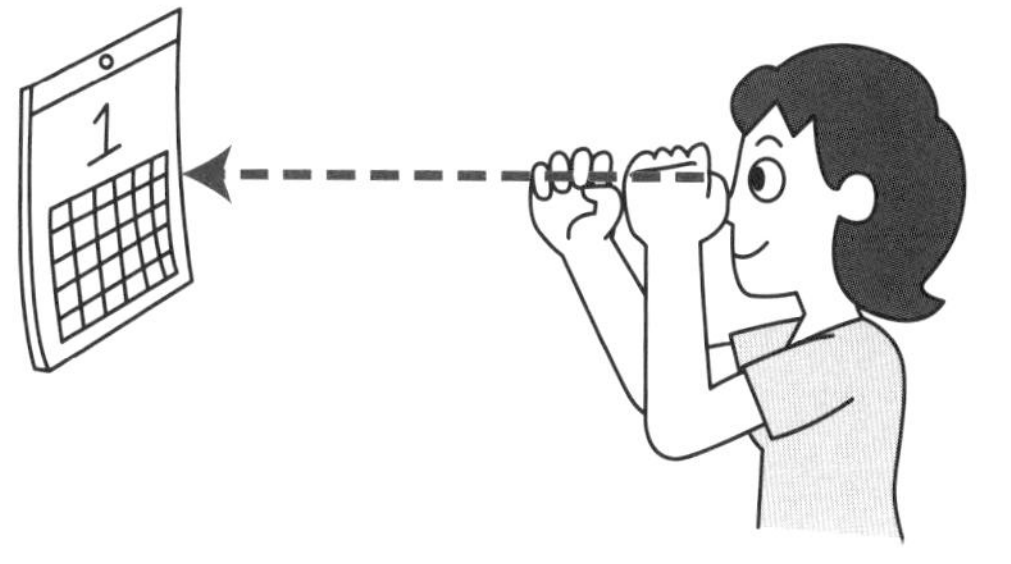

ウィンクができない人は、片方の手で1つの目をふさぎ、もう片方の手を丸めてその穴から目標を見ます。
にぎりこぶしが１つと２つの場合では、長さが変わりますが、気にしなくて大丈夫です。

第4章

目の病気をよせつけない新習慣

——頭のいい人は、悪くなる前に予防する

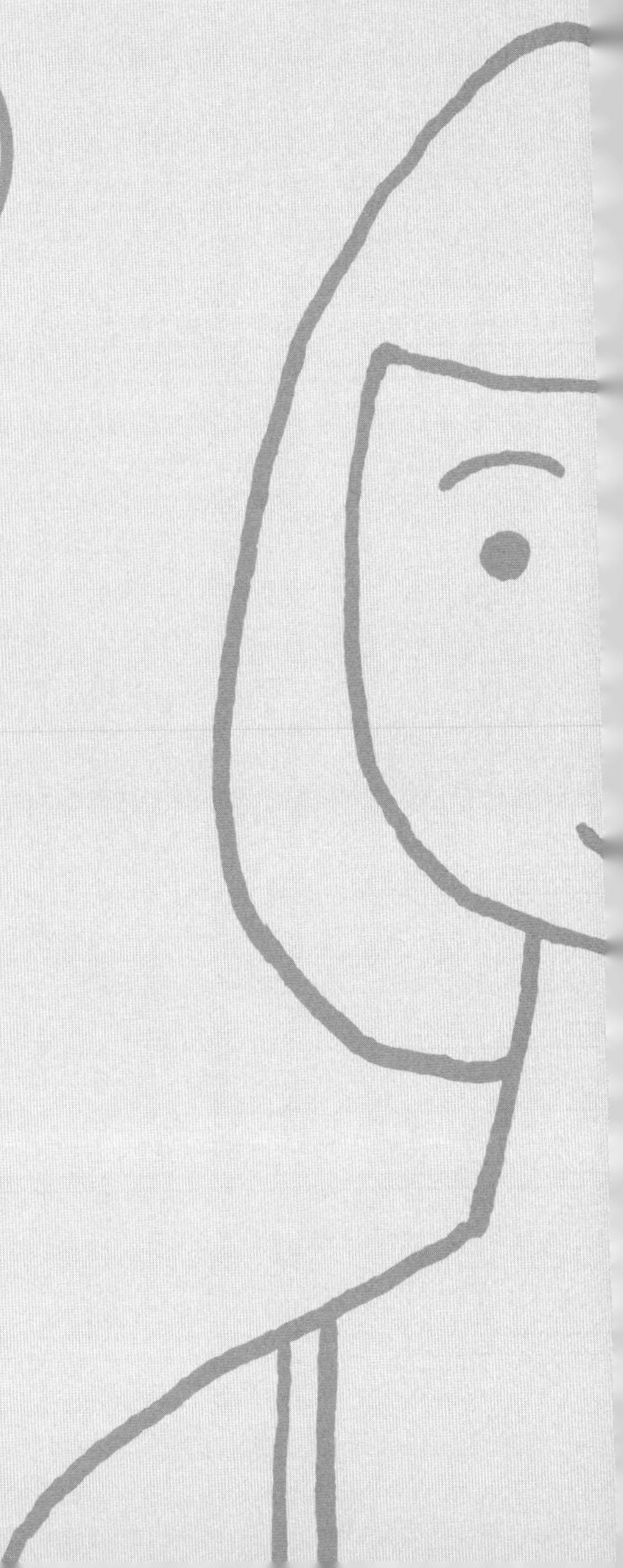

Q こんなに簡単なトレーニングで、本当に効果がありますか？

A はい、日ごろから目に大きな負担をかけている人ほど、たった1回でもすぐに効果が実感できます。

書店で私の著書『目は1分でよくなる！』（自由国民社）を立ち読みし、その場でタッピング法などを試したら、すぐに視界が明るくなって目がラクになった。即、本を購入してすべてのトレーニングをやるようにした、という方がいました。

このように今野式は即効性があります。でも「1回やれば永遠に続くもの」ではありません。目に悪い生活をはじめたり、トレーニングをやめてしまえば、再び状態は悪くなります。

また、一回で一気に視力が完璧にあがるのではなく、2カ月、3カ月と続けることで徐々に目を改善していきますから、日常生活にとり入れて続けてほしいと思います。

Q 目が悪くなってきました。メガネをかけたほうがいいですか？　かけないほうがいいですか？

A できるだけ、かけないほうがいいでしょう。なくてもすむときは、はずせばいいのです。

視力が落ちてきても、すぐにメガネに頼るのはやめましょう。できるだけ裸眼で生活しながら、「今野式㊫視力回復トレーニング」を実践してください。

なぜなら、一度メガネに慣れてしまうと、脳は「メガネがないと見えない」と思い込んでしまうからです。

ピントを合わせるときに脳がメガネがあることを前提にするようになるので、ピントを合わせる能力が衰えます。

もちろん、必要なときはかけてください。**もともとメガネは、必要なときだけかけるものです。**たとえばドライバーであれば「１００ｍ先の信号も見えるように」という目的を持ってメガネはつくられています。それなのに、近い距離で読書をするときまで同じメガネをかけていると、毛様体筋が疲労してしまいます。

同じ理由から、メガネの度数は控《ひか》えめにしたほうがいいでしょう。

Q コンタクトレンズは、よくないのでしょうか?

A 必要なとき以外は、できるだけはずしましょう。

目は、血液のほか、空気からも酸素をとり入れています。

いくら「酸素透過性が高い」とうたっているレンズであっても、目にフタをするようなものであることに変わりありません。酸素の供給量が著しく減ります。

1日中コンタクトレンズをしていると、まず、ドライアイになりがちです。

角膜を痛めて、痛くてレンズが入れられなくなり、病院に駆け込む方があとを絶ちません。

最近は、「激安」につられて、度数の合わないもの（眼球とレンズのカーブが合わないもの）を使う人や、視力が悪くもないのに、ファッションでカラーコンタクトをして、自ら、目にフタをしてしまう人がふえています。

粗悪なカラーコンタクトは、目に直接染料がふれるようになっていて、角膜に染料が付着してしまう危険なケースもでています。また、染料の表面が凹凸《でこぼこ》していて、角膜を傷つけることもあります。**必ず眼科医に処方してもらってください。**

インターネットや激安ショップで「だいたい、こんなものだろう」と、適当な度数を購入している人には、近視が急速に進む人も少なくありません。

目先の「激安」のために、失うものが大きすぎます。

コンタクトレンズは、どうしても必要なとき、たとえばスポーツをするときだけ、自分の目に合ったものを、短時間に抑えて使用してください。

Q 肩こりや頭痛、目の疲れがひどいです。どうすればいいですか？

Ⓐ 血流をよくして目の疲れをとりましょう。

集中して、小さな画面を凝視すると、目は極度に疲れます。

緊張状態が続いた目は、血管が細く縮こまり、血のめぐりが悪くなっています。同時に、目を含めた首から上の血流も悪くなっており、これが肩こりや頭痛を引き起こします。血流が悪くなれば、さらに酸素の供給が減って、それがまた肩こりや頭痛を悪化させるという、悪循環に陥ります。

「今野式㊣視力回復トレーニング」で血流を促し、悪循環を断ちきりましょう。

また、目の奥の痛みがなかなか治まらないときは、視神経が圧迫されており、緑内障になっている可能性があります。

早急に病院で検査を受けてください。そしてもし緑内障と診断されたら、毎日トレーニングをしてください。

Q 受験勉強中の子どもの目が悪くならないようにするには?

A 勉強の前後に、「今野式㊋視力回復トレーニング」をしてください。

トレーニングで目のまわりの血流がアップすれば、脳も活性化して集中力が高まります。**実際に治療院にいらした小・中学生の9割以上が、トレーニングを習慣づけることで、「落ち着いて勉強するようになった」といいます。**

また、同じ姿勢でいると疲れて集中力が落ちてきますので、気分転換をかねてトレーニングするのもいいでしょう。

勉強後に行なえば、目や脳をリフレッシュさせ、疲れを翌日に持ち越しません。

机の照明は、目に直接光が入らないよう、上から照らすようにしましょう。

「片方の目だけ視力が悪くなった」というお子さんの話を聞くと、デスクライトを机の左右どちらかにつけており、照らしているほうの目が悪くなっていました。「頭痛が治らない」という中学生の男の子は、左右の視力の差が大きく、1・0と0・1になっていました。左右の視力がアンバランスだとこんなふうに頭痛を引き起こし、集中力に影響することもあります。

明るさは、一般的には、500ℓx（ルクス）以上必要だといわれます。ルクス値の目安としては、月の明かりが1ℓx、ロウソクの炎が10ℓx、そして20W（ワット）の蛍光灯照明は300ℓxといわれています。

部屋全体の明るさが、500ℓxに満たない場合は、デスクライトを使用したほうがよいでしょう。蛍光灯、白熱灯、LEDのどれであっても、明るさ、そして光が直接目に入らないことが大切です。

Q テレビ、パソコンとの上手なつき合い方を教えてください。

A 1時間に1回は、立ちあがって遠くを見ましょう。

長く正座をしていると、血管が圧迫されて足がしびれてきますよね。テレビやパソコンに夢中になって、長時間同じ体勢でいると、意外にも目に同様の負担をかけるのです。

1時間に1回は立ちあがって、遠くを見るのが理想です。

忙しくてそれも難しいならば、自分の座る位置から2～3m以上離れた場所に「目印」をつくり、それを10秒間見て目を休めましょう。

壁にかけた絵や観葉植物など、何でも構いません。

とにかく、見る距離を変えることが大切です。

また、「目印」は1つだけでなく、左右あらゆる方向にいくつか設けてバランスよく順番に見るといいでしょう。

大画面のテレビは、近距離から観れば目に負担をかけます。映画館で一番前の席で観ると、いつもより疲れるのと同じです。

日本の狭いリビングでは、目の健康を考えると大画面はおすすめしません。液晶とかプラズマといったテレビ画面の種類は、気にしなくていいでしょう。

Q スマートフォンのゲームにはまっています。目への影響はありますか？

A 光が目によくありません。

スマートフォンやポータブルゲーム機のディスプレイ画面は、ブルーライトという目の奥の網膜まで届く強い光を発するものであり、体に大きな負担をかけます。

「ブルーライト防止メガネ」や、パソコン画面に貼る「ブルーライト防止フィルム」も、100%のカットはできません。使わないよりは使ったほうがいいですが、それよりも30分おきに休みをとり、「今野式㊝視力回復トレーニング」をして目に十分な栄養を送るほうがはるかに効果的です。

ちなみに、最近よく聞かれるのが、LEDを使った〝美顔器〟は目に悪影響を及ぼすのではないか？　という質問です。

メーカーの説明を見る限り、多少のブルーライトが発生しているようです。

使用の際は「目を閉じる」「ゴーグルをつける」などの指示をきちんと守っていれば、大きなダメージはないでしょうが、美容上の効果と目への悪影響を比べ、プラス面を感じないのであれば、あえて選ぶ必要はないのではないでしょうか。

Q　ドライアイには、どんな点眼薬がいいですか？

A　目薬は、極力使わないほうがいいでしょう。目の乾燥を、さらに悪化させてしまいます。

たとえ、「涙と同じ成分」「使い切り・防腐剤無添加」「目に優しい」などと、うたっている商品だとしても常用は避けたほうがいいでしょう。

目薬の役目は、目を洗浄するだけ。決して、目にとどまって酸素やうるおいを保持してくれるわけではありません。

さらによくないことに、目薬は、角膜を保護している天然のうるおい成分である「涙」を洗い流してしまいます。保護膜が失われることで、またすぐに乾きを感じて目薬をささずにはいられないという、悪循環にはまります。

目が乾燥したら、電子レンジでホットタオルをつくって目の上に乗せてあたためたり（やけどには注意してください）、**「今野式㊣視力回復トレーニング」をしたりして、血行を促しましょう。**

目に必要な酸素が供給されれば、涙をつくる働きが活性化します。

また、部屋の湿度が低すぎると、瞬きだけでは追いつかず、目の乾燥を感じやすくなりますので、**加湿すること**も効果的です。部屋の中に洗濯物を干すとか、マグカップに湯を入れてデスクの上に置くだけでも、まわりの湿度は変わります。

Q 「レーシック手術」は受けてもいいですか？

A どうしても手術をするなら、眼筋、血流を改善してからにしましょう。

年間、数十万人以上の人が、近視矯正のレーシック手術を受けています。

ところが、消費者庁の調査によると、手術後43％もの人に、痛みなどの障害がでています（平成25年調査）。「視力がもとに戻ってしまった」「失明した」という訴えも多く、実際には統計にあらわれているよりも、もっと多くの人が手術の結果に不満を感じていると推測します。

また、**“酸欠”という根本原因を解消しないまま手術をしても、手術後早ければ1週間で、手術前の視力に戻ってしまうこともある**ことを知っておいてほしいのです。

せっかく手術を受けるのであれば、その前に、血流を改善して目をよい状態にしておいても損はありません。

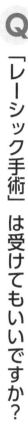

レーシックは、角膜を変形させる手術であり、一度したらもとに戻せません。視力を回復させる方法は、ほかにもいろいろあります。まず、そうしたものを試してから手術をしても遅くはないのではないでしょうか。

Q 目に特に悪い習慣があれば、教えてください。

A 「姿勢が悪い」「同じ姿勢をとり続ける」「冷たい水を飲みすぎる」などです。

現代人の大半が、携帯電話やゲーム、パソコンなどの影響で「ねこ背」になっています。**「ねこ背」になると肺が圧迫され、あごが下を向くと気道をふさぎ、満足な深い呼吸ができないため、酸欠になります。**

これに気づき、できるだけ背筋をスッと伸ばすことを心がけてください。

また、立ちっぱなし、座りっぱなしなど、同じ姿勢を長時間続けることも、血流を悪化させます。こまめにストレッチをしてください。

近年話題になっている健康法に、「水を1日2リットル以上飲む」というのがあります。水分をとるのはよいことですが、**その〝温度〟が問題です。**

いくら「常温」でも、体温よりは低いので、胃が消化活動をする前に、まず体温をあげることにエネルギーが消費されてしまいます。

飲むなら体温くらいに温めた「白湯《さゆ》」にしてください。

真夏に運動をしたあとなら、冷たい水もいいでしょう。そうした状況以外では、たとえ夏でも温かくして飲む習慣を身につけてほしいのです。

Q 目にいい姿勢を教えてください。

A ときには、立ってパソコンや読書をしましょう。

立っているときは背筋を伸ばすように意識できても、座るとどうしてもくずれてしまうのが姿勢です。

米国のＩＴ企業、Ｇｏｏｇｌｅ社では、椅子に座ってではなく、ランニングマシンに乗って、歩きながら会議をするそうです。

また私が先日観たテレビ番組では、**世界有数の投資家は、立ったまま背筋を伸ばしてパソコンを打っていました。**

椅子に座ると、よほど意識しない限り骨盤が倒れ、背中が丸まります。だったらいっそ、立ったまま作業したらどうかと、私も最近考えています。

椅子にはできるだけ浅く腰かけ、お尻にある「座骨」という骨を椅子の座面に対して垂直に突き立てるようにすれば、姿勢はかなりよくなります。

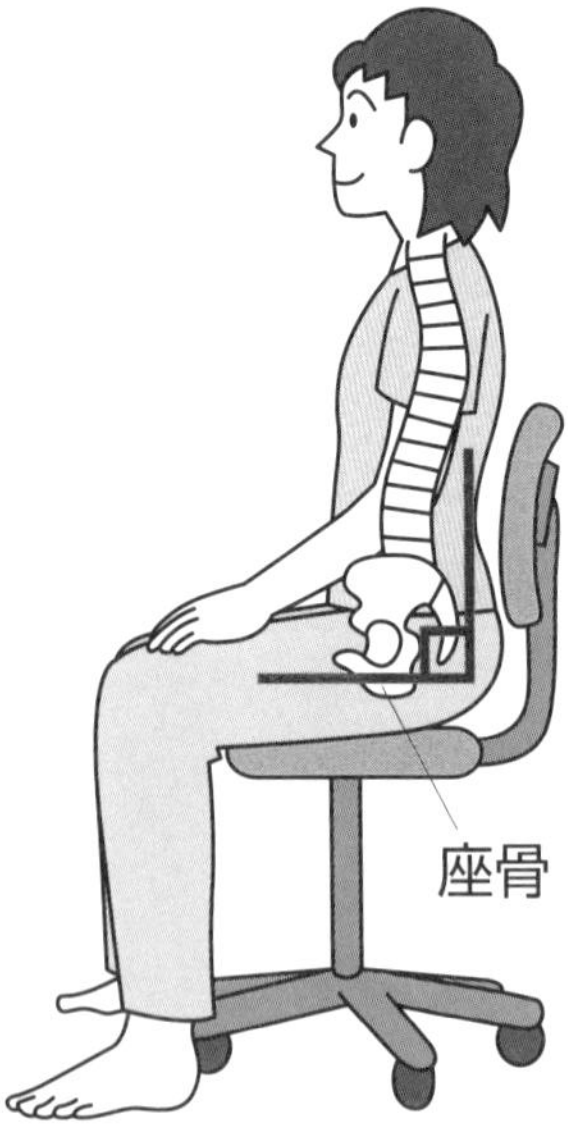

Q もう70歳ですが、視力は回復しますか?

A 回復します。年齢は関係ありません。

人間の体には自然治癒力が備わっており、何歳になってもあなたの体を「常によい状態にしよう」という力が働いています。

「もう70歳」などとあきらめてしまうのが、一番よくありません。

いくつになっても「今よりよくなる」と信じて目を大切にし、「今野式㊦視力回復トレーニング」を続ければ、あなたの体は必ず応えてくれます。

ただし、一人ひとり、現在の状態になるにいたった過程は違いますし、体調も異なります。全員が同じスピードで回復するわけではないことを、知っておいてください。

また、年齢を重ねれば、多少は回復のスピードが落ちるのは事実でしょう。

ですが、「年をとったら悪くなる一方」では決してありません。
目に必要な栄養素を十分に届けられれば、何歳からでも目の健康をとり戻すことは可能です。

未来は明るいのです！

おわりに

目がよくなったら、可能性が広がって未来が明るくなった!

メガネなしで友達と、思いっきり駆け回りたい。
小学5年生の男の子は、半年でその願いを叶えました。

フライトアテンダントになりたい。
21歳の女性は、憧れの職業に就くことができました。

日本一きれいな花嫁さんになりたい。
39歳の女性は、結婚式までにはメガネが必要なくなりました。

緑内障に負けたくない。
52歳の男性は、眼科医が「おかしいな？」と首をかしげるほど、眼圧が改善しました。

90歳までは山登りを続けたい。
今86歳の男性は、あと4年で目標を達成します。

「目がよくなれば、これもできる」「あれもしたい！」と願いながら、なぜ皆さん、悪くなるのをそのまま放置して、夢をあきらめてしまうのでしょう。
あなたの目は「もっとよくなりたい」「ハッキリ見えるようになりたい」といっています。また、どんどんよくなる力も十分に備えているのに、それに気づかず、かえって邪魔をしていたりする……。

もうそろそろ、そんなことはやめませんか？

一度しかない人生。

やりたいことを思いっきり楽しみ、夢や願いを実現する。

そのために大きな力を貸してくれ、サポートしてくれるのが、あなたの目です。


やりたいことを見つけ、先に向かう見通しがハッキリすることを、日本語では**「目《め》処《ど》がつく」**といいます。

また、素早く適切な判断をすることを**「目《め》端《はし》を利《き》かす」**ともいいます。

充実した人生を歩むための、あなたの大切なパートナーが「目」だということは、昔から知られていたのです。


「今野式㊤視力回復トレーニング」を開発してから、約20年。

昔、お母さんに連れられてやってきた小学生が、10年たって、「大学入試も無事終わりました」と報告に来てくれたことがありました。

また、最初はおばあちゃんだけだったのが、そのうち、おじいちゃん、息子さん、お嫁さん、お孫さんと、家族全員で治療に通ってくださるケースもあります。

なぜ、そういうことが起きているかというと、それは全身が整うことで、目はもちろん、「疲れなくなった」「体重が減った」「頭痛が消えた」と、様々な悩みが解決していくことを実感していただいているからでしょう。


原点に返る。


体が本来持つ力を、最大限に活かす――今野式は、これをすべての不調を改善する際の信条にしています。

だから、今野式ならいくつになっても回復する可能性があり、また、何度、視力が落ちても、トレーニングを再開すれば、体はきちんと応えてくれます。


ご自身の目を大切にすることはもちろん、お子さんやおじいちゃん、おばあちゃん、疲れているパートナーや恋人にも7つの処方箋について教えてあげてください。

大切な人の健康が守れます。

あきらめなければ叶うことは、人生にはたくさんあります。

実現させるためには、正しい知識を知り、ほんの少しずつ積み重ねる。シンプルな原則を実行することが、実は一番大きな結果をもたらします。

✦見えることに感謝を！

医学界では、かつて「一度障害を受けた脳の神経細胞は、回復しない」という説が当たり前でした。

ところが今では「再生する」というのが常識になっています。

今は、「失われた視神経は回復しない」といわれていますが、現在、視神経の再生の研究は進んでおり、これだってどう変わるかわかりません。

人間の自然治癒力には、科学を超えるものがあります。

医学的な証明はまだこれからですが、実際によくなったという実例はどんどんでてきています。

今、見えることに感謝し、明日もよく見えるように目を大切にすることで、あなたの目の症状も、大きく変わります。

いつまでも元気でハツラツと夢を叶える人生が送れるよう、「今野式㊣視力回復トレーニング」が少しでもお役に立てたら、これほど嬉しいことはありません。

本書は、小社より刊行した文庫本を単行本化にあたり、再編集し、改題したものです。

７つの処方箋《しょほうせん》で
目《め》がよくなって超健康《ちょうけんこう》になる！

著　者——今野清志（こんの・せいし）

発行者——押鐘太陽

発行所——株式会社三笠書房

〒102-0072 東京都千代田区飯田橋3-3-1
電話：(03)5226-5734（営業部）
：(03)5226-5731（編集部）
https://www.mikasashobo.co.jp

印　刷——誠宏印刷

製　本——若林製本工場

編集責任者　清水篤史
ISBN978-4-8379-2867-6 C0030

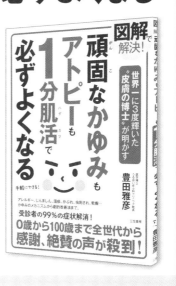

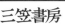

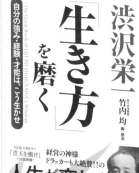